U0302006

统筹推进疫情防控和经济社会发展的思考

马衍伟◎著

中国金融出版社

责任编辑：张　铁
责任校对：潘　洁
责任印制：陈晓川

图书在版编目（CIP）数据

统筹推进疫情防控和经济社会发展的思考/马衍伟著.—北京：中国金融
出版社，2020.9
ISBN 978-7-5220-0758-8

Ⅰ.①统…　Ⅱ.①马…　Ⅲ.①疫情管理—研究—中国②中国经济—经
济发展—研究③社会发展—研究—中国　Ⅳ.①R181.8②F124③D668

中国版本图书馆CIP数据核字（2020）第152702号

统筹推进疫情防控和经济社会发展的思考
TONGCHOU TUIJIN YIQING FANGKONG HE JINGJI SHEHUI FAZHAN DE
SIKAO

出版
发行　**中国金融出版社**

社址　北京市丰台区益泽路2号
市场开发部　（010）66024766，63805472，63439533（传真）
网上书店　http://www.chinafph.com
　　　　　　（010）66024766，63372837（传真）
读者服务部　（010）66070833，62568380
邮编　100071
经销　新华书店
印刷　保利达印务有限公司
尺寸　169毫米×239毫米
印张　15
字数　200千
版次　2020年9月第1版
印次　2020年9月第1次印刷
定价　56.00元
ISBN 978-7-5220-0758-8
如出现印装错误本社负责调换　联系电话（010）63263947

目 录
CONTENTS

总体篇

3　加大普惠性扶持帮助个体工商户纾困

10　把稳民生商品价格放到更加重要位置

18　境外对我国频发贸易救济需引起重视

30　健全监测帮扶机制防止因病致贫返贫

41　全方位织密扎牢国家生物安全防控网

49　全球疫情防控应构建人类命运共同体

59　中医药产业国内国际双循环大有可为

财税篇

75　应当提高企业研发费用加计扣除标准

83　用更有力减免税对冲疫情的不利影响

89　境外出台减免税政策抗击疫情的启示

94　海外拓展财政空间抗击疫情的好做法

101　适当降低个人综合所得最高法定税率

金融篇

111 警惕美股震荡对我国股市的负外溢效应

117 疫情或引爆欧债危机火药桶宜早做防范

126 外汇占款负增长的连锁效应及应对建言

137 推进基础设施领域 REITs 试点工作浅议

内需篇

149 拿出硬举措培育激发旅游消费新活力

156 韩国刺激新能源汽车消费的经验启示

161 走活四步棋深挖新能源汽车消费潜力

170 推进新能源汽车充电桩建设一举多得

179 大力度发展氢能产业培育经济新动能

186 发达国家对氢能的投资竞赛需要关注

193 多措并举加大土壤肥力修复投资力度

综述篇

207 海外关于疫情影响我国经济的观点综述

219 海外关于疫情影响全球经济的分析建议

228 参考文献

235 后记

总体篇

加大普惠性扶持帮助个体工商户纾困

    个体私营经济作为我国社会主义市场经济的重要组成部分，在推动经济发展、服务社会民生等方面发挥了重要作用。2018 年 1 月 23 日，习近平总书记致全国个体劳动者第五次代表大会的贺信指出，我国个体私营经济是改革开放的产物。40 年来，在党和国家鼓励、支持、引导方针政策指引下，个体私营经济在稳定增长、促进创新、增加就业、改善民生等方面发挥了重要作用。当前，中国特色社会主义进入新时代。深化供给侧结构性改革，实施区域协调发展战略，发展实体经济，推进精准扶贫，对个体私营经济发展提出了新的更高的要求。广大个体私营企业经营者要认真学习贯彻党的十九大精神，弘扬企业家精神，发挥企业家作用，坚守实体经济，落实高质量发展，在全面建成小康社会、全面建设社会主义现代化国家新征程中作出新的更大贡献。

    今年以来，个体工商户的生产经营受到疫情的冲击较大，党中央高度重视。2020 年 2 月 23 日，习近平总书记在统筹推进新冠肺炎疫情防控和经济社会发展工作部署会议上的讲话指出，要支持多渠道灵活就业，解决个体工商户尽快恢复营业问题。2 月 26 日，在主持召开中共中央政治局常委会会议时指出，要把各项惠企政策尽快落实到位，完善政策配套实施办法，在一体化政务平台上建立小微企业和个体工商户服务专栏，使各项政策易于知晓、一站办理。3 月 4 日，主持召开中共中央政治局常委会会议时再次强调，要有针对性地开展援企、稳岗、扩就业工作，做好高校毕业生、农民工等重点群体就业工作，积极帮助个体工商户纾困。为贯彻落实习近平总书记关于统筹推进新冠肺炎疫情防控和经济社会发展工作的重要指示精神，国务院部署提出了一系列推动个体工商户复工复产的支持举措，帮助个体工商户解决实际困难、尽快有序复工复产。通过对一些个体工商户的调查，普遍认为近期减税降费政策针对性强、效果明显，同时也期盼出台一些普惠性支持政策，发挥叠加释放乘数效应，为个体私营经济高质量发展厚植更好的生存土壤。

一、放宽优惠执行期限，提升增值税支持力度

治国之道，必先富民。2019 年，我国将小规模纳税人增值税起征点提高至 10 万元，大多数个体工商户不用交增值税，普惠性减税效果非常显著。某县税务人员反映，辖区 8000 户个体户只有 6 户缴税，纳税面仅为 0.75‰。近期为支持个体户复工复业，国家再度减免个体户和小规模纳税人增值税，决定今年 3 月至 5 月将增值税小规模纳税人 3% 的征收率降至 1%，给 7800 多万个体户又送去"大礼包"，对帮助他们减少成本开支、缓解经营压力注入了新动能。有位业主说："有了 3 个月免税政策，就可以喘口气，绷紧的资金链会得到改善，歇业的损失有望补回来。"也有个体户认为，这次疫情的冲击严重，后续影响大，盼望国家进一步加大增值税方面的扶持力度。

但也应看到，目前我国增值税标准税率已经处于全球中下水平，欧盟增值税率是 21.5%，大部分经济合作与发展组织成员国税率为 18%~19%。但是我国小规模增值税纳税起征点处于全球最高水平，客观地讲，这给予小微企业的税收优惠是比较大的。与 31 个征收增值税的经济合作与发展组织成员国相比，我国按美元计算的增值税起征点为 17.29 万美元 / 年，比排名第二的英国高 5.37 万美元，而我国人均 GDP 不及英国的四分之一。尤

其与 2013 年以来提高起征点的 13 个国家比，我国增值税的起征点提高了 4 倍，排名第二的比利时提高了 3.48 倍，爱沙尼亚和意大利分别提高了 1.5 倍和 1.2 倍，其余国家均处于 1 倍及以下。在这样的情况下，靠提高起征点支持个体户发展是很难的。更何况现在 90% 以上的个体户已处于起征点之下，即使持续提高起征点，也起不到普惠性支持作用。不少商户提出，现在从中央到地方出台的政策很多，但这些政策的执行期限设置太短，大多 5 月底就结束，最长的暂定为政策发布之日起至 6 月底，再有三四个月就到期了。今年前两个月基本"颗粒无收"，特别是从事商贸、旅游和交通运输个体户，每年春节前后的生意旺季错过去，只减免 3 个月的税费相当于杯水车薪、无济于事。有的地方还明确规定"期满后根据疫情情况另行研究"，希望最好能一次性优惠到位。

基于上述判断，有必要考虑放宽现有优惠政策的执行期限，比如，适当延长增值税小规模纳税人 1% 征收率的优惠期限，可视财力状况延长至 9 月 30 日或 12 月 31 日。旅游行业的业主提出，国庆节和中秋节是消费旺季，优惠期限起码应覆盖这两个假期。有的个体户提出，中央的优惠政策一公布就到税务局申请办理优惠，但税务大厅的后台征管系统还是老税率、新的优惠税率出不来，这说明征管系统支撑滞后，应做好系统调整及时释放政策红利。还有不少业主反映，到税务大厅办理代开增值税发票，抽号排队比较烦琐，希望采取措施减少拥挤程度，简化代开办法，提高代开便捷度，一个号能办完就尽量全部办完，过号的尽量能办上就办上。

二、合理调减核定税额，减轻企业所得税负担

善政在于养民，养民在于宽赋。目前个体工商户不交纳企业所得税，而是由业主交纳个人所得税。对于部分会计核算健全的业主，按其取得的生产经营所得依个人所得税法计算缴税；对绝大多数会计核算不完整的业主，由税务部门核定定额定期缴纳税款。而且个体工商户与企业分别执行

不同的所得税法规，企业所得税税基优惠较多，个体工商户个人所得税税基优惠较少，尤其是实行核定征收个人所得税的纳税人，在核定征收期间很难享受具体的所得税优惠，最普惠性的支持政策就是下调定额。加之新冠肺炎疫情让个体户遭遇了"寒冬"，个体户的商户量和交易量明显下降，北京大学数字金融研究中心联合支付宝推出的《中国个体经营户系列报告》显示，湖北省的个体户下降59.3%、交易量减少69.7%，其他地区的个体户下降40%、交易量减少50%，有的生产经营不景气，甚至关门停业，如果仍按原先核定的定额进行申报纳税，难免会相应增加个体户的成本负担。个体户希望在所得税政策上有所优惠，建议可根据疫情影响程度，科学合理调减核定定额，以免除受疫情影响个体户的税收负担。

从国际比较看，我国个人所得税对个体户按生产经营使用35%的边际税率是偏高的。国外对个体户普遍按小企业征收企业所得税，而且企业所得税税率持续下降。今年以来为应对疫情冲击，不少国家大幅降低企业所得税税率。比如，俄罗斯、越南、泰国、柬埔寨、菲律宾的标准税率为20%，对小企业还设有优惠税率。马来西亚中小企业所得税税率已减至17%。斯洛伐克小企业所得税税率为15%。加拿大的小企业所得税税率为12.2%。匈牙利将小企业税税率从13%降至12%。洪都拉斯对新成立的中小企业免征3年企业所得税。

从法律依据看，新修订的《个人所得税法》第五条明确规定，因自然灾害遭受重大损失的，可以减征个人所得税，具体幅度和期限，由省、自治区、直辖市人民政府规定，并报同级人民代表大会常务委员会备案。可见，下调核定定额不仅不存在法律障碍，也有助于减轻个体工商户的税费负担，增强个体工商户的经营信心和维持整体中低收入群体就业稳定。有必要推动各地根据疫情影响，统筹考虑商铺地段、经营规模、财务核算和商务环境等因素，确定公平合理的定额调减幅度，最大程度减少税务机关的自由裁量空间，最大限度减轻个体工商户的税收负担。

三、放活社保缴费方式，缓解个体户用工风险

个体户是国民经济的活细胞，关系亿万家庭的吃饭碗。我国登记在册的个体户已达8331.3万户，带动就业超2亿人，对全国就业的贡献高达25.8%，其中大部分从业者为农民工。从各地监测的情况看，统计数据显示，去年1.7亿农民外出务工，目前返岗复工的农民工占今年春节返乡的60%。然而，受疫情影响今年的"返工潮"比往年晚了不少，甚至出现用工难、用工贵的问题。有业主反映，征管新政将使商户用工成本增长30%左右，建筑和餐饮业个体户的用工成本增长更是翻倍。其中一个重要原因是雇用农民工的社保缴费问题，农民工不愿缴社保费、社保款不付现就走人、企业不缴社保要受罚。

今年国家实施阶段性减免三项社会保险费，对不同类型企业采取了差异化政策，其中以单位方式参保的个体工商户，参照中小微企业享受减免政策，实属惠民纾困的大礼包。但个体户大多不愿意享受，原因是业主与雇工很少签订劳动合同，普遍达成的是雇用口头默契，不愿意融入社会保障制度机器中。虽然有的地方明确，自今年5月1日起个体工商户参加企业职工基本养老保险的，可以在该省全口径城镇单位就业人员平均工资的60%~300%之间选择缴费基数，每月每人缴费基数范围为3055~15274元。如果继续按此基数缴纳，大多业主认为负担不起，这样做就会亏本。

建议在落实落细社保费减免政策的基础上，能充分考虑非常时期灵活就业人员的困难，优化放活社保缴纳方式，降低社保缴费基数，简化办理流程，尤其是对于受个体户雇用的农民工，可以自主选择是否缴纳社保。个体户对这部分费用可根据额度对农民工给予补贴，并允许企业把社保交至农民工社保卡，与就业补贴、社会保险待遇和工资挂钩。同时延长农民工社保缴纳迟滞时间，在辞工后可支取个人社保账户金额。也应允许农民工在辞职后一定时期内，可选择支取其个人账户中的缴纳部分，以便在不

增加个体户压力的情况下，相应补齐工资缺口。这样既不影响社保制度的良性运行，也避免加剧企业用工风险，促进农民工自主缴费与个体户社保负担降低。

四、拔掉政务服务"软钉子"，打造良好营商环境

有个体工商户反映，这些年各地把改善营商环境作为重中之重，不懈推进"放管服"等改革，现在面临的发展环境比以前好多了，到政府部门办事更加方便高效，吃拿卡要、变相收费等现象不见了，但生产经营中仍然会碰到一些"软钉子"。比如，有的业主反映一年的营业额只有20万元，但办理环评证书和安全生产证书要花近4万元。有的商贸批发市场要求商户入驻就得加入一些行业协会，"自愿"填写入会表格并按期履行义务。有的部门年年都请个体户订阅其上级主管部门主办的报纸，还美其名曰政策宣传。有的旅游景区因环评文件不合格，需要不断退回修改，导致辖区内商铺均处于停业整顿状态。有的地方疫情已得到较好控制，但政府还是不让个体户开门营业，而且开业还得批条子。有的个体雇员返岗后反映，为办各种手续不仅"跑断了腿"，还被要求去医院拍片，并要出具本人没有被感染、没有与疑似患者或密切接触者有过接触、已经在家自行观察14天等奇葩证明，等等。

这些虽看不见却到处存在的种种"软钉子"，是复工复产复业面临的最大痛点，需要重拳出击，多方协同，打通这些看不见的隐形痛点。有关部门和地方政府应秉持"有事服务好、无事免打扰"，真正把个体工商户看作自家人，继续深化"放管服"改革，加快优化流程、简化手续、优化服务，彻底清除将个体户与相关协会商会拉郎配的现象，在环保等执法中坚决不搞"一刀切"或"切一刀"，为个体工商户"量身"打造更好便利服务措施。要把中央已出台的各项政策"红包"落实到个体户及从业人员身上，确保政策不空转、措施不走样、优惠不打折，同时应下决心清理歧视性规定和

做法，破除行业垄断和地区垄断，应改尽改、立行立改，多设"路标"、少设"路障"，废掉不必要的哨卡和证明，消除人为扭曲市场的行为，避免给经营者造成负担和带来麻烦，更多发挥个体户的"市场决定性作用"，激活全国统一大市场的每一个细胞，推动中国经济高质量发展迸发出澎湃活力。

（2020 年 3 月 7 日）

把稳民生商品价格放到更加重要位置

民生稳，人心稳，大灾之年民生商品价格越是稳，就越有利于疫情防控和经济社会发展大局。面对疫情冲击，党中央高度重视保障群众基本生活和重要民生商品保供稳价工作。习近平总书记多次作出重要指示批示和决策部署，要求保障市场供应和价格稳定。2020 年 2 月 3 日，他在中共中央政治局常委会会议研究应对新型冠状病毒肺炎疫情工作时的讲话中提出，要保持严打高压态势，依法严厉打击利用疫情哄抬物价、囤积居奇、趁火打劫等扰乱社会秩序的违法犯罪行为，严厉打击制售假劣药品、医疗器械、医用卫生材料等违法犯罪行为。2 月 5 日，他在主持召开中央全面依法治国委员会第三次会议并发表重要讲话指出，严厉查处各类哄抬防疫用品和民生商品价格的违法行为。2 月 10 日在北京调研指导新型冠状病毒肺炎疫情防控工作时强调，要坚决打击哄抬物价、囤积居奇、趁火打劫等违法犯罪行为，妥善处理好疫情防控中出现的各类矛盾和问题。2 月 23 日，他在统筹推进新冠肺炎疫情防控和经济社会发展工作部署会议上的讲话强调，疫情直接影响居民收入，再叠加物价上涨因素，部分群众基本生活面临的困难可能增多。要落实"米袋子"省长责任制和"菜篮子"市长负责制，保障主副食品供应。要密切关注疫情对市场供求的影响，做好居民生活必需品保供调度，防止物价过快上涨。3 月 10 日，习近平总书记专门赴湖北省武汉市考察新冠肺炎疫情防控工作时再次强调，要充分考虑群众基本生活需求，密切监测市场供需和价格动态，保障米面粮油、肉禽蛋奶等生活必需品供应，畅通"最后一公里"。当前及疫情后，民生商品价格形势依然十分严峻，建议把稳住民生商品价格摆在经济工作更加重要的位置，差别化施策，打好组合拳，努力使人民群众基本生活有保障。

一、疫情后稳住民生商品价格意义重大

保持物价特别是猪肉等重要民生商品价格基本稳定，保障人民群众尤其是困难群众的基本生活，事关千家万户切身利益，事关经济社会发展大局。无论是在疫情期间，还是在疫情之后，保持物价水平基本稳定，尤其是稳住民生商品价格，意义重大而深远。

（一）稳住民生商品价格，方能使稳增长有好成色

稳增长关键是要保持经济运行在合理区间，上限就是防止通货膨胀，下限就是稳增长、保就业。稳住民生商品价格是防止通货膨胀的应有之义。这些年我国物价水平始终保持"稳"的总体态势，居民消费价格指数均没有超过3%左右的预期目标，与民生商品价格保持平稳运行有很大关系。受疫情影响，今年前两个月CPI比去年同期上涨5.3%，涨幅比去年同期扩大3.7个百分点，其中2月份食品价格上涨21.9%，畜肉类价格上涨87.6%。民生商品价格上涨幅度偏大，短期内很难完全降下来，疫情后不排除产生一些新涨价因素，这将推高今年的物价控制预期目标，进而使经济增长突破合理区间的天花板。可见，只有把民生商品价格稳住了，才能持续保持经济运行在合理区间，确保稳增长取得十足的成色。

（二）稳住民生商品价格，方能使促改革有好生态

40多年改革开放的实践反复昭示，任何一项改革都离不开人民群众的大力支持，这也是今年各项改革能否取得成功的关键所在。民生商品价格涨势能不能稳住，关系着能不能营造良好改革土壤问题，而且有些改革与民生商品价格问题休戚相关。比如，国有企业改革和深化混合所有制改

革，涉及国有企业瘦身健体、剥离办社会职能和解决历史遗留问题，一旦民生价格涨势失控，难免会影响剥离人员的生活水平，这就使他们对改革的支持力度大打折扣。再比如，将消费税的征收环节后移，可以更好发挥消费调节作用，也有利于挖掘消费潜力，但税款由原来的生产（进口）环节改到批发零售环节，有可能引起烟酒油车价上涨，并对民生商品价格产生传导效应。所以说，稳住民生商品价格，无异于为促改革提供良好的土壤。

（三）稳住民生商品价格，方能使惠民生更有温度

悠悠万事，民生为大。民生商品价格变化，关系到人民群众的"米袋子""菜篮子""果盘子"，不仅是经济议题，更是民生关切，任何时候都不可等闲视之。反之，一旦民生商品价格飚高，群众手中的钱就会变毛，困难群众基本生活则难以得到有效保障，进而影响惠民生的温度。受疫情影响，今年的经济下行压力比以往更大、财政收支矛盾将更加突出、民生补短板兜底线的要求更紧迫，既要做好关键时点、困难人群的基本生活保障，更要千方百计稳住民生商品价格。只要民生商品价格稳住了，老百姓不愁开门七件事，就能从柴米油盐酱醋茶中"一滴水见太阳"。从这个意义上讲，稳定民生商品价格就是"民生之暖"，能够实现经济发展与民生改善的良性循环。

（四）稳住民生商品价格，方能使保稳定更有底气

《周礼》曰："凡天患，禁贵卖者，使有恒贾。"稳住民生商品价格事关千家万户切身利益，事关经济社会发展大局。物价的涨跌幅度同社会稳定程度密切相关，物价适度上涨往往与社会承受能力成正比，物价涨幅超过社会承受能力，就有可能引发社会矛盾，影响社会稳定。很多国家在发展中，民生商品价格不稳，常常是引起通货膨胀进而触发社会乱局的导火索。我国改革开放以来也曾经吃过高物价干扰社会稳定的苦头。当前疫情防控和经济社会发展形势复杂严峻，民生商品价格关系着老百姓的"钱袋子"，稳不住就会演变为影响稳定的敏感话题。如果价格治理跟不上，让民

生商品价格上涨发展为通货膨胀的火山口，导致普通群众生活水平下降，保稳定就会失去群众基础。反之，民生商品价格运行越平稳，群众基本生计有保障，不愁保稳定没有底气。保持物价体系的正常运行，维持一个好的市场经济秩序，避免价格的大起大落，使老百姓的生活质量稳步提高，这是保稳定的根本所在。

二、疫情后民生商品价格形势不容乐观

今年头两个月居民消费价格指数破5，创下2011年以来的最高水平，一些民生商品价格涨幅在两位数以上，波动程度远高于总体物价水平的相对波动程度。其中猪肉价格和鲜菜价格的平均上涨幅度均远高于其他民生商品价格的上涨幅度，并呈现出高增速、强波动的普遍特点，加之上游生产端价格的变化向下游消费价格的传导渠道尚未完全畅通，给百姓生活造成了较大影响。鉴于疫情防控形势依然严峻，全国生产生活秩序完全恢复还需一段时间，短期内物价总水平恐怕很难回归到3%~3.5%的水平。即便疫情后物价总水平被控制在理想状态，民生商品价格回调还将面临较大困难，温和上涨态势有望延续。

（一）存在货币供应量较大触发通胀的隐忧

现代货币主义理论创始人弗里德曼认为，通货膨胀随时随地都是一种货币现象。我国M2/GDP于1996年超过100%后一路升高，既没有引发较大的通货膨胀，又保持了较高经济增长速度，被当代金融发展理论奠基人麦金农等国外学者称为"中国之谜"，这与我国多年坚持不多发货币、不搞大水漫灌的宏观调控有很大关系。但截至去年年底，M2/GDP已高达200.4%，今年2月末M2余额203.08万亿元，同比增长8.8%，增速明显超过GDP增长速度。近期，央行多措并举促进贷款利率下行，定向降准释放长期资金5500亿元，预计在全球货币量化宽松大潮泛滥的形势下，今年央行仍需不断释放流动性，增加货币供应，推高M2/GDP之比。这是当前稳

增长促发展的迫切需要，但也进一步加深了经济货币化程度，并埋下触发通货膨胀风险、降低货币购买力的种子，对稳住民生商品价格是不利的。

（二）供给成本推动物价上涨因素有所增强

疫情发生以来，市场上用工和物流成本等生产要素价格抬升，引起了社会生产成本的波动，进而对物价水平产生比较强烈的影响。通过实地的调查发现，3月14日每公斤茄子在北京新发地批发价格为2.5元、到市内某大型超市售价为4.5元、再到某社区便民食品店售价为11.98元，超市涨幅为80%、社区便民店涨幅为166%；每公斤菠菜在北京新发地批发价格为1.8元、到市内某大型超市售价为2.5元、再到某社区便民食品店售价为9.8元，超市涨幅为77.2%、社区便民店涨幅为292%。导致涨价的主要原因是，疫情使很多员工无法返岗，一线人手紧缺，只得花高薪雇人，而且增加了临时用工培训成本，加之保障群众生活必需的线上配送业务增多，用工成本和运输费用明显增加。此外，随着蔬菜储存时间的延长，储存的费用、损耗等都会增加，价格缓慢上涨；而反季节蔬菜的价格受到天气及上市茬口衔接方面的影响，不确定的因素较多，波动幅度会相对较大。

（三）季节性周期性干扰因素难以缓解

我国每年秋季、冬季物价涨幅较大，粮食、蔬菜等食品在秋冬两季供应相对较小，极易造成民生商品价格出现较大幅度的上涨。目前可能春季出现季节性下降，3月份以后大部分地区气温季节性回升，北方大棚茄果类蔬菜生长速度加快，产量增加，价格会出现不同程度的下降。只要用工和运力矛盾得到缓解，运输费用与人工费用双双逐渐恢复到常态，对稳住第二、第三季度民生商品价格是有利的。但入冬以后部分季节性供应以及周期性变化的一些农产品，客观上都面临着一些价格上涨的压力。还应看到，我国自然灾害连年多发频发，像洪涝、干旱、台风、冰雹等难免造成大面积减产甚至绝收，直接涉农产品价格水平上涨，同时因灾害致使短期流通环节延滞也推高农产品价格。预计下半年这样的常态化干扰将不时出现，届时受灾地区乃至全国的民生商品价格将面临波动考验。

（四）国外输入性通货膨胀因素有增无减

目前国内疫情形势持续向好，全球每日新增上万、疫情恶化扩散威胁中国，不仅输入性疫情风险剧增，而且输入性通胀风险加大。美联储在3月3日降息50个基点的基础上，15日再度大幅降息，将联邦储备基金利率降至0~0.25%区间。美国货币政策放水使美元加快贬值，加剧全球流动性泛滥，有可能推动国际大宗商品价格上行，并加快热钱流入，增加我国通胀潜在压力。预计下半年国际市场上能源、农产品、原材料等价格将出现较大的波动，我国民生商品中大豆、石油、天然气和牛肉的对外依存度分别超过85%、70%、40%和18%，随着海外疫情持续升温，各国航行和贸易往来必然受限制，加之主要经济体互提关税，也会抬高国内通胀预期水平。

三、千方百计稳住民生商品价格的建议

价格是国民经济的综合反映，民生商品价格更是物价总水平的风向标，关系到群众日常生活和民生福祉。必须采取有效调控措施，切实做好市场供应，稳住民生商品价格，助推全年物价总水平处于合理区间。

（一）慎终如始抓实抓细保供稳价

保供稳价是中央统筹推进疫情防控和经济社会发展的创新举措，也是惠民生保稳定稳预期的一项系统工程，任何时候都是管用的招数，疫情过后还须常抓不懈。建议各级政府和有关部门把保供稳价作为民生日常工作列入议事日程，放在更突出位置，年初有部署，年中有督察，年底有收效，遇到紧急情况有预案，市场调节和组织调度灵活有效，确保民生商品市场供应和价格总体稳定。应探索形成全方位全天候的保供稳价机制，使民生商品形成从生产种植到物流配送的供应链一条龙，在关键时期确保蔬菜、水果、肉蛋、常用药等生活必需品不断供、不涨价，让诸如"一罩难求"的问题不再重演，让群众买得放心吃得安心、关键时刻不闹心不揪心。

（二）箭不虚发加快价格改革过大关

稳住民生商品价格，短期靠稳定供给与市场预期，长远看还要啃下民生价格改革这块"硬骨头"。当前我国公共服务领域价格改革还在路上，水、电、气、供热、交通、教育、医疗、养老、殡葬等领域定价收费，哪怕一分一厘都是民生的大事，没有不引起百姓牵肠挂肚的。建议加快推进这方面的改革，用改革推动市场竞争，用市场竞争合理定价，用成本监审稳住物价。应在确保民生商品价格稳定的情况下，完善水资源合理定价机制，加快电力、成品油、天然气等竞争性领域环节改革，推进铁路货运市场放开和运价改革，规范教育、医疗、养老、物业、殡葬等公益性服务收费，完善收费清单制度和相关监管办法。在出台直接关系民生重大改革方案时应配套制定相应措施，落实社会救助和保障标准与物价上涨挂钩的联动机制，保障低收入群众基本生活不受影响。

（三）差别施策加强关键时点预期管理

民生商品保供稳价年年都有关键时点，抓好关键时点的预期管理，有必要把各方面的工作关口前移，紧盯重点时段、重点区域、重点人群、重点商品，尽早盘算拿出差别化应对预案。比如，春节、劳动节、中秋节和国庆节等重大节日期间以及冬季寒冷时节，保供稳价是必须要做的常规动作，起码应提前一个月启动制定分类保供稳价工作预案，到期按预案执行，预案不合适的可以调整。同时，针对可能遭遇洪涝、干旱、台风、冰雹以及突发性地震、流行性疾病等，也应每年制定保供稳价工作预案，以备不虞。在此基础上，应根据预案密切跟踪各类民生商品市场和价格变化，特别应关注关联产品价格变化，防止物价联动上涨，如发现苗头性倾向性潜在性问题，能够第一时间作出反应，并胸有成竹做好应对。要跟踪分析国际市场大宗商品价格走势，及时应对国际价格输入性因素的影响，增强调控能力，对冲其负面效应。

（四）重典治乱对囤积抬价者露头痛打

这次疫情期间，全国发生多起不法分子借机囤积居奇、抬高价格的行为。今后难免会有人坐地起价，趁火打劫，惑乱人心，也扰乱市场秩序，对此要用重拳不手软。建议完善消费者举报举证制度，究竟有没有民生商品囤积抬价，第一时间发现和受害的是消费者，应通过制度激励消费者及时举报，消费者协会和行业协会一起发声，有关部门协同作战实施精准打击。一旦囤积抬价认定就依法依规、从重从速处理，杀一儆百，让囤积居奇、哄抬物价、变相涨价和欺行霸市等扰乱市场秩序行为无处藏身。同时要反复宣传教育，在全社会营造不发国难财、不赚昧心钱的诚信市场环境。

（2020 年 3 月 16 日）

把稳民生商品价格放到更加重要位置

境外对我国频发贸易救济需引起重视

2020 年 2 月 12 日，习近平总书记主持召开中共中央政治局常务委员会会议，分析新冠肺炎疫情形势研究加强防控工作，会议强调，要支持外贸企业抓紧复工生产，加大贸易融资支持，充分发挥出口信用保险作用。要积极参与国际协调合作，为对外贸易发展营造良好国际环境。要推动外资大项目落地，实施好外商投资法及配套法规，优化外商投资环境，保护外资合法权益。2 月 23 日，习近平总书记在统筹推进新冠肺炎疫情防控和经济社会发展工作部署会议上强调，稳住外贸外资基本盘。要用足用好出口退税、出口信用保险等合规的外贸政策工具，保障外贸产业链、供应链畅通运转，抓好重大外资项目落地，扩大金融等服务业对外开放，继续优化营商环境，增强外商长期投资经营的信心。

2020 年 3 月 26 日晚，国家主席习近平在北京出席二十国集团领导人应对新冠肺炎特别峰会上呼吁，二十国集团成员采取共同举措，减免关税、取消壁垒、畅通贸易，发出有力信号，提振世界经济复苏士气。今年以来，随着疫情全球持续蔓延，世界经济深度陷入衰退之中，国际社会本应携手防控疫情和振兴经济。但仍有一些国家和地区大搞保护主义，针对我国出口产品频频滥用贸易救济措施，使我国连续 24 年成为全球贸易救济调查的最大目标国和世贸成员中的最大受害者。

一、当前境外对我国发起贸易救济的新趋势

清人郑观应《盛世危言》云："商务者，国家之元气，通商者，疏畅其血脉也。""习兵战不如习商战。兵战之时短，其祸显；商战之时长，其祸大。兵之并吞，祸人易觉，商之掊克，敝克无形。"今年以来，部分国家和地区继续将反倾销的矛头指向我国，国内出口企业受到的反倾销调查案件数量不降反增，逐月走高的趋势比较明显，与全球贸易萎缩不振形成了明显的对比。这不仅直接让受调查的企业蒙受很大损失，而且给我国外贸及国家形象造成了极大伤害。

（一）全球对我国发起的贸易救济案件明显增多

商务部的统计数据显示，自 2010 年至今年 4 月 24 日全球共发起 2768 起贸易救济案件，其中针对我国专门发起的贸易救济案件 987 起，占全球案件总数的 35.66%，全球三分之一以上的贸易救济案件是奔着我国而来的。今年 1 月 1 日到 4 月 21 日，全球对我国共发起了 39 起贸易救济案件，其中针对我国出口的反倾销案件占全球的 25%，反补贴案件占全球的 40%，保障措施案件占全球的 80%。前 4 个月的案件数量已占去年的 38.61%，其中，反倾销案件 27 起，占比高达 69.23%，超过三分之二；反补贴案件 8 起，占比为 20.51%；保障措施 4 起，占比为 10.26%。

（二）周边国家和南美国家发起的案件比往年有所增多

往年对我国发起的贸易救济案件主要是美国、印度和欧盟，今年除美国、欧盟、乌克兰和澳大利亚之外，有 9 个周边国家和 3 个南美洲国家对我国发起了贸易救济调查，且发展中国家等新兴市场业已成为对华反倾销的中坚力量。具体来看，美国 13 起，占比为 33.33%，仅仅比去年全年少 1 起；印度 7 起，占比为 17.95%，比去年全年少 5 起；澳大利亚 3 起，占比为 7.69%；印度尼西亚、泰国和乌克兰各 2 起，分别占比为 5.13%；欧盟、欧亚经济联盟、埃及、马来西亚、越南、秘鲁、菲律宾、阿根廷、巴西和

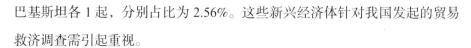

巴基斯坦各 1 起，分别占比为 2.56%。这些新兴经济体针对我国发起的贸易救济调查需引起重视。

（三）贸易救济案件涉及的行业和产品也越来越广泛

从对我国反倾销调查涉及产品的种类看，既有初级产品也有深加工产品，既包括劳动和资源密集型行业，也涉及许多制药和新能源行业，覆盖的产品和领域十分广泛，涉案金额和利益相关者扩大，可谓五花八门。具体来看，化学原料和制品工业 9 起、占比为 23.08%，钢铁工业 8 起、占比为 20.51%，有色金属工业和通用设备业各 4 起、各自占比为 10.26%，金属制品工业、化纤工业以及木材及制品工业各 2 起、各自占比为 5.13%，纺织工业、非金属制品工业、医药工业、家具工业、电气工业、橡胶制品工业、汽车工业和专用设备业各 1 起，各自占比为 2.56%。总体上来讲，钢铁、金属制品工业以及化学原料和制品工业的占比明显偏高。

（四）反倾销调查和损害调查的期限较以往明显拉长

比如，1 月 10 日，印度对原产于或进口我国的盐酸环丙沙星启动反倾销立案调查，倾销调查期为 2018 年 4 月 1 日至 2019 年 6 月 30 日（15 个月），损害调查期为 2015 年 4 月至 2016 年 3 月、2016 年 4 月至 2017 年 3 月、2017 年 4 月至 2018 年 3 月及倾销调查期。又如，1 月 23 日，巴基斯坦国家关税委员会对原产自我国的电容器发起反倾销调查，倾销调查期为 2018 年 7 月 1 日至 2019 年 6 月 30 日，损害调查期为 2016 年 7 月 1 日至 2019 年 6 月 30 日。再如，3 月 23 日印度尼西亚反倾销委员会发布公告，对原产于我国的赖氨酸发起反倾销调查，倾销调查期为 2018 年 7 月到 2019 年 6 月，损害调查期为 2016 年 7 月到 2019 年 6 月。

（五）涉案金额增大且反倾销税率走高

从涉案金额看，随着对华反倾销案件数量上升，涉案总额及个案金额不断攀升，从过去的几十万、几百万美元增加到几千万乃至数十亿美元，增加了我国应对反倾销调查的压力。比如，3 月 24 日美国国际贸易委员会投票对进口自中国的木柜和浴室柜作出反倾销和反补贴产业损害肯定性终裁，涉案金额为 16 亿美元。4 月 17 日美国商务部宣布对进口自中国的非重复充装钢瓶发起反倾销和反补贴立案调查，涉案金额超过 7000 万美元。从征收税率看，比如，2 月 14 日墨西哥对原产于我国的装有金属齿的拉链作出反倾销初裁，决定继续进行反倾销调查，并对涉案产品征收海关申报价 96.66% 的临时反倾销税。又如，4 月 13 日印度商工部发布公告，对原产于或进口自中国的 1- 苯基 -3- 甲基 -5- 吡唑啉酮作出反倾销初裁，对中国涉案产品征收临时反倾销税，税额为 5.01 美元 / 千克的最低限价与进口商品报关价的差额部分。

二、未来我国面临的贸易救济形势不容乐观

兵无常势，水无常形，商无常法。从现在掌握的情况推断，全球疫情防控何时结束依然是个未知数，今年全球经济贸易持续走低已成定局，再加上贸易保护主义和单边主义大旗不倒，对我国贸易保护泛化和贸易制裁加剧趋势凸显，我国市场经济地位何时得到公认尚无定论，预计年内部分国家和地区对我国发起的贸易救济调查数量很可能进一步上升，有些案件的应对难度将越来越大，总的出口贸易救济形势不会太乐观。

（一）全球疫情阴霾弥漫导致涉华贸易救济案件高发

全球经济原本进入低增长期，疫情累计确诊超 300 多万例，使原本低迷的经济雪上加霜。世界贸易组织近日发布的 2020 年至 2021 年贸易增长预测显示，疫情导致今年全球商品贸易跌落 13% 到 32%，超过国际金融危机带来的贸易下滑。欧委会对疫情冲击贸易的估算显示，今年欧盟进出口分别下降 8.8% 和 9.2%，依次减少 2850 亿欧元和 2400 亿欧元左右，如经济持续恶化贸易降幅随之增大。在这样的大背景之下，很多国家面临的贸易逆差和国内就业压力前所未有，为争夺市场份额和保护本国就业机会，必然加大对我国经济贸易的防范，并频频采用反倾销救济的惯用武器，将国内

的不满通过贸易壁垒转嫁给我国。虽然全球应对疫情关键且严重短缺的医疗产品贸易总额约为 5970 亿美元，我国为支持全球抗疫出口了大量口罩、呼吸器和呼吸机，但不能保证有关国家疫情过后借助反倾销"秋后算账"，切不可掉以轻心。

（二）"逆全球化"和贸易保护主义的幽灵根深蒂固

2008 年国际金融危机以来，国际社会"逆全球化"思潮暗流涌动，新贸易保护主义泛滥成灾，以美欧为首的国家或地区频频滥用救济措施，对其他国家发起反倾销、反补贴等保障措施来保护本国或地区市场，导致世界各国及地区间的贸易争端事件此起彼伏。我国天然物产丰裕，人力人才资源丰富，在出口贸易中的低成本优势十分显著，加上一些国家对我国的快速崛起常怀戒心，于是便广泛运用反倾销、反补贴、保障措施，抑制我国产品进入本国市场，从而使我国成为国际贸易保护主义的主要对象国。当前外贸发展面临的环境更加复杂、不确定性更强、风险挑战更多，贸易保护主义浪潮愈加来势汹汹，推动国际反倾销愈演愈烈。可以肯定，疫情过后国际社会将继续把反倾销作为实施贸易保护主义的撒手锏，对我国企业发起反倾销调查将越来越多，制裁结果也将更加严厉。

（三）欧美已将"非市场经济地位"作为贸易歧视的遮羞布

《中国加入世界贸易组织议定书》第 15 条关于"非市场经济"、"特保"条款、"纺织品特限"等条款，是我国在入世谈判中所作的必要让步。但市场经济地位导致我国在反倾销调查中常常处于被动地位，也是很多国家轻易对华发起反倾销调查的影响因素之一。按照议定书，该条款早已于 2016 年 12 月 11 日到期，我国发展市场经济取得了举世瞩目的巨大成就，但欧盟、美国、日本等发达经济体异口同声不承认我国的市场经济地位，美国在 2017 年 11 月正式拒绝了中国对市场经济地位的申请诉求。欧洲议会 2017 年 2 月举行投票，546 票赞成欧盟不承认中国市场经济地位的决议，2018 年 6 月欧盟出台的《贸易救济现代化法案》，将市场扭曲与低价征税规则相结合，其中要求原材料不能超过产品生产成本的17%，否则就可以认定其属于"严重扭曲"，显然这个规则对中国产品的针对性极强。欧美国家和地区企图长期将我国划为"非市场经济国家"，对我国进行制度性约束和贸易歧视。只要非市场经济地位的帽子一日不摘掉，对我国启动贸易救济调查更加容易，采取最终限制措施的条件也更加宽松，过去是这样，今年也是这样，未来还是这样。

（四）出口产品低成本无序竞争授人以柄的现象屡禁不绝

迄今为止，我国出口以传统的劳动密集型和资源密集型产品为主，初级产品出口额占比大，大批量、低成本、低附加值的特点明显，容易形成价格优势和竞争优势，在国际市场竞争中常常处于比较有利的地位。正因为如此，在市场盈利空间走低的情况下，一旦有产品进入国际市场，很多企业就会效仿生产出口，为追求短期利益和提高国际市场占有率，这些企业在国外市场不惜血本相互低价厮杀，大搞恶性竞争，结果导致同质商品的国外价格压低、质次品差充斥、出口秩序混乱的现象层出不穷。比如，去年我国金属拉链平均进口单价为1.19美元/米，较上年提升11%，出口单价为0.39美元/米，较上年下降9%；拉链零件的平均进口单价为17.85美元/千克，而出口单价仅为5.89美元/千克，同比下降1.8%。这不仅严重影响我国企业在国际市场上的形象及地位，也给贸易对象国家实施反倾销调查提供了可乘之机。商务部网站4月21日发布声明称，商务部对外贸易司从未向5家企业出具指定其出口医用口罩、医用防护服等医疗物资的文件。可见，至少有5家企业生产出口给15个国家和地区的医用口罩、医用防护服等医疗物资，引起了争论，疫情期间这些国家腾不出手来搞贸易摩擦，但不排除疫情过后遭遇反倾销调查的可能性。

在全球疫情覆水难收和世界经济严重衰退的大背景之下，我国外贸发展环境的不确定性明显上升，一些国家和地区持续挥举贸易保护主义的大棒，对我国频频发起贸易救济调查，既不利于宏观上稳住外贸基本盘，也给微观企业正常生产经营造成很大困扰，甚至滋生一些社会民生问题，对此应予以高度重视。

三、国外对我国发起贸易救济的不利影响

清人郑观应在《盛世危言》中讲："夫所谓通者，往来之谓也。若止有来而无往，则彼通而我塞矣。商者交易之谓也。若谓出赢而入绌，则彼受商益而我受商损矣。"客观地讲，国外对我国发起贸易救济，从长远看可能产生一些"倒逼效应"，迫使企业苦练内功并提高出口产品质量，但短期内必然对我国带来前所未有的系统性冲击。

（一）恶化我国外贸环境

目前我国对外贸易依存度接近32%，外需对我国经济发展作用举足轻重。这些年我国遭受的反倾销调查大幅增加，不排除有些国家将政治问题经济化的重要因素，但主要原因还是双边贸易结构不平衡，我国的贸易顺差逐渐增大和主要贸易国家贸易逆差不断扩大所造成的。从目前看，国内疫情稳步好转与全球疫情正在蔓延对比明显，国际市场变化风云莫测，不仅我国保市场、保份额、保订单困难重重，也有很多国家遇到像我国一样甚至更大的困难和挑战。这些国家为了"甩锅"国内矛盾，难免会扛起反倾销调查的大旗，打着保护本国市场的幌子，企图通过对我国征收高额反倾销税，削弱我国出口的国际竞争力，对我国外贸产生破坏效应。随着我国外贸加速回暖，双边贸易结构不平衡状况加剧，我国面临的反倾销案件会大幅上升，我国出口到这些国家和地区的销售额也会下降。

（二）导致国内产业受损

墨西哥经济部继去年8月2日发布公告对原产于我国的金属拉链启动反倾销调查后，今年2月14日再次发布公告，决定对原产于我国的金属拉链征收96.66%的临时反倾销税。墨西哥与印度、印度尼西亚、柬埔寨、巴西等南亚、东南亚及南美国家和地区拉链需求旺盛，是我国拉链产品最

主要的出口地区，不管是成品消费还是半成品转加工都有潜力和空间。但在疫情发酵的关键时刻，墨西哥决定对我国 2016 年 1 月 1 日至 2018 年 12 月 31 日的出口征收临时反倾销税，对于如履薄冰的我国拉链产业无异于伤口撒盐，会不会引发其他拉链进口国亦步亦趋，加大对我国拉链产业的伤害。尤其是我国拉链产品和产业结构不合理，低端市场所占份额偏大，高端市场份额极少，"多、低、散、乱"现象突出，整体竞争力不强，每年拉链出口总额不足 15 亿美元，仍处于靠低端走量来支撑产业整体发展的时期，抗压能力低微，经不起反倾销调查和反倾销税的反复折腾和打击。

（三）推高出口企业成本

欧美等国对我国发起反倾销调查的多起案件，根本不采用我国国内价格或成本价格来计算，而是选择劳动力成本非常高的国家作为替代国，导致我国出口产品的生产成本高估，最终裁定对我国实施反倾销措施并征收高额的反倾销税额，税率从百分之几十到几百不等，更有甚者曾经对我国征收了过 1105% 反倾销税的先例。这势必会大幅提高我国出口企业的生产成本，削弱其出口产品的国际竞争力和市场占有率。从目前情况看，随着全球贸易保护主义升温和贸易摩擦增多，涉华贸易调查案件将越来越多，使得国内企业应对反倾销的应诉成本高企。加之我国出口小微企业居多，经历这次疫情洗礼普遍大伤元气，复工复产后遭遇国际市场降温，人工成本抬升，原材料价格上涨，固定成本支出大增，新订单较往年大幅下降，一旦败诉赔偿成本高昂，对企业伤害不可估量。

（四）引发民生社会问题

国外疫情持续时间越长，各式"锁国"政策和非关税壁垒将此起彼伏，我国面临的国际贸易形势将更趋严峻复杂。有关调查显示，今年以来国内几千家外贸企业存在出运和收汇被迫推迟的情况，甚至部分订单出现转移。目前全国重点外贸企业复产率仍不足 80%，如果二季度全球疫情持续扩散蔓延，外贸供应链中断的风险将会被推高，国外对我国的反倾销调查案件将接踵而来。可以预见，这些反倾销调查将使我国出口数量大幅减少，使得许多行业企业难以进行正常的进出口贸易，最终把一些中小出口企业逼到绝路上去，甚至遇到减产破产、降薪裁员以及关停倒闭的危机，进而使得作为劳动密集型产业的外贸从业者大批量失业，直接影响到几千万人的就业及生计问题，对稳外贸稳就业以及社会大局稳定都十分不利。

四、防范应对涉华贸易救济案件的政策选择

晋代思想家傅玄认为，"夫商贾者，所以伸盈虚而权天地之利，通有无而一四海之财。"未来国外针对我国的贸易救济形势异常严峻，我国依然是国外发起贸易救济调查最大的针对对象，对此应有清醒认识，牢固树立总体国家安全观，强化底线思维和风险意识，做好应对数量更多、力度更大贸易摩擦的准备，搭建包含预警监测、损害调查、取证分析、研究功能在内的磋商应诉和反制机制，切实形成全方位系统性的应对预案，有效遏制国外对我国出口反倾销势头，力争将我国占全球反倾销案件数的比重降下来。

（一）把预警防范放在重要位置

预警不及时，难免会吃亏，故美国有"扣动扳机机制"，欧盟有"进口监测快速反应机制"，印度有"重点商品进口监测机制"，国外成功的反倾销预警实践证明，与其亡羊补牢，不如未雨绸缪，应加快建立一套科学规范、操作性强的反倾销预警机制。有必要总结十多年来我国应对反倾销问题的经验教训，在全面掌握全球经济运行和反倾销敏感典型案例的基础上，区别不同国家或地区以及行业产品分设预警指标及评估体系。应借助新型预测工具，加强对我国对外贸易中的商品价格、潜在的反倾销起诉等方面进行检测，通过实时跟踪分析与测算监控，对可能出现的反倾销发展情况进行预报预控。一旦发现异常，应在贸易对象国提交书面反倾销申请之前提醒企业早作准备，并根据获得的预警信息及时指导有关企业进行调整。只有平时把预警功课做充足，才能避免关键时刻陷入被动挨打的泥潭。

（二）政企携手推进出口高质量发展

古人云："血不流则身病，财不流则国病。"外贸环境越是严峻困难，越要转变外贸发展方式，加快培育以技术、品牌、质量和服务为核心的外贸竞争新优势，基本扭转出口低成本竞争、创新能力不强、品牌效应不佳的不利局面。从政府看，应加快完善贸易救济法律制度并细化具体条款，加大外贸出口的政策支持力度，从财税、金融、海关、物流和国际结算方面集中出台"一揽子"政策举措，推动高科技含量、高附加值产品出口提速扩量，鼓励跨境电商等贸易新业态新平台做大做强，从政策导向上引导企业从"一哄而上、低价竞销"转向"人无我有、人有我优"的高质量发展。从企业来说，应积极修炼"内功"，把眼光放长远，加强数字赋能，加大技术创新，调整和优化出口商品结构，实现出口产品多元化，提高品牌知名度和国际市场竞争力。同时还应充分了解反倾销的运作机制和程序，在出口产品遭遇反倾销调查时，运用国际规则和法律更大程度地维护自己的权益。

（三）重视发挥行业协会的积极作用

我国行业协会由于性质模糊、职能不清、覆盖面小、反应迟缓，适应不了企业应对贸易摩擦方面的强烈需求。应借鉴国际经验，加快行业协会"官"转"民"，使得行业协会更好地发挥其协调出口、服务企业、维护秩序和化解摩擦的积极作用。应鼓励成立集专业指导与综合服务于一身的行业协会，确保我国出口产业链与全球供应链和价值链无缝衔接，并大力创造有利的环境和条件，支持行业协会在应对反倾销方面放开手脚、大显身手。尤其在重要贸易救济案件中，行业协会应冲在政府前面发挥好职能，案件发生前应加强对重点敏感商品的防范监测，千方百计把案件扼杀在摇篮里；案件发生时应组织企业团结一致参与应诉，争取我方胜诉或对方撤诉；案件结束应配合政府做好善后工作，把给我国带来的负面影响降低到最低程度。

（四）多方出力建立反倾销应诉基金

据悉反倾销应诉成本高，仅应诉律师费用、组织成本和收集信息费三项就超过 2000 万元。大多数企业面对巨额的应诉费用只能望而却步，只好束手就擒。此风不可助长，任何企业坐以待毙后受损的是整个行业和国家形象，反之，一旦赢得应诉之后受益的也是整个行业和国家形象。建议设立反倾销应诉基金，可以由各级财政挤出部分资金做引导、各种行业及商会从会费中拿出一块、企业按照出口额合理分摊一些、对低成本竞争又应诉不力企业收取必要的罚金，再加上吸收社会各方面的捐赠支持，完全可以形成一个规模很大的反倾销应诉"资金池"。一旦同类出口产品遇到国外反倾销指控时，由应诉基金支付相关应诉费用，包括律师费和企业联合应诉的组织成本。

（五）推动出口信用保险增设反倾销险

出口信用保险是世贸组织规则允许的贸易促进措施，是世界大多数国家支持出口的一个重要手段。目前出口信用保险作为各国政策性金融工具，主要侧重于保障企业收汇安全和获得出口融资便利，但由于一些国家将政治问题经济化，对我国发起的歧视性反倾销案件，企业往往应诉不积极，建议出口信用保险设立反倾销险，作为补充性质的金融产品，帮助企业解除应诉的后顾之忧。反倾销险是公共金融产品，应作为强制性保险由出口企业向保险公司购买，不购买者不予出关，购买后凡遇到反倾销调查的，可由保险公司理赔。当然反倾销险的适用范围包括出口贸易过程中可能遭遇的反倾销、反补贴、保障措施等贸易限制措施。在每年超过 17 万亿元的海量出口中，受到反倾销调查的概率毕竟非常低，保险公司不会亏本的。对投保的出口企业来说，每年交纳的保费毕竟有限，而遭遇反倾销调查后获得的赔偿颇多，是比较划算的。

（六）用世贸组织规则机制进行必要反制

清人陈炽在其《续富国策》中称："不能保商，何以立国？"我们应坚定维护多边贸易体制，旗帜鲜明地反对贸易保护主义，利用规则谈判、争端解决机制、司法诉讼等方式维护中国产业的合法权益。对一些不公平的反倾销裁定，在磋商无果的情况下，应拿起法律武器善于进行斗争，利用世贸组织赋予成员方的权利及其争端解决机制，以其人之道还治其人之身。这样可以对其产生威慑作用，促使其消除歧视待遇，避免外国产品冲击国内市场。因此，应深度了解世贸组织规则和条款，对相关规则筛选与分类，明确不同规则的使用范围，确保用好用活世贸组织规则和争端解决机制，特别是利用反规避条例中量化标准的"例外条款"，化被动为主动，积极主动维护我国贸易利益和企业合法权益。当然也要加强多边或双边协调，促使欧美等国正确解读《中国加入世界贸易组织议定书》第15条，并尽快给予我国市场经济地位待遇，推动境外对我国发起贸易救济案件大幅减少。

（2020 年 4 月 30 日）

境外对我国频发贸易救济需引起重视

健全监测帮扶机制防止因病致贫返贫

2020 年 2 月 23 日，习近平总书记在统筹推进新冠肺炎疫情防控和经济社会发展工作部署会议上的讲话中明确指出，"今年脱贫攻坚要全面收官，原本就有不少硬仗要打，现在还要努力克服疫情的影响，必须再加把劲，狠抓攻坚工作落实。""要加快建立健全防止返贫机制，对因疫情或其他原因返贫致贫的，要及时落实帮扶措施，确保基本生活不受影响。"3 月 6 日，习近平总书记在决战决胜脱贫攻坚座谈会上的讲话中再一次强调，"要做好对因疫致贫返贫人口的帮扶，密切跟踪受疫情影响的贫困人口情况，及时落实好兜底保障等帮扶措施，确保他们基本生活不受影响。"这不仅是对坚决打赢疫情防控总体战阻击战和脱贫攻坚战作出的新部署新要求，更是体现了党中央对因病致贫返贫问题的高度重视。

健康扶贫是打赢脱贫攻坚战的"硬骨头"，事关脱贫攻坚战的成败和全面建成小康社会目标能否如期实现。因病致贫返贫一直是脱贫攻坚中的"拦路虎"，经过多年来持续推进健康扶贫工程，贫困地区"看病难、看病贵"的"老大难"问题普遍得到解决，因病致贫率不断降低，贫困地区群众健康素养明显提升。突如其来的疫情给打赢脱贫攻坚战带来了很大挑战，更是加大了防止因病致贫返贫的难度。现在离决战决胜脱贫攻坚只有 200 天左右的时间，必须铆足劲绷紧弦，下足"绣花"功夫，攻克最后"堡垒"，完善健全因病致贫返贫的预警监测和帮扶机制，努力克服疫情影响，确保高质量完成脱贫攻坚目标任务，确保全面建成小康社会。

一、疫后防止因病致贫返贫任重而道远

《明太祖实录》云："保国之道，藏富于民。民富则亲，民贫则离。民之贫富，国家之存亡。"国务院扶贫开发领导小组的数据显示，现行标准下的农村贫困人口从2012年底的9899万人减少到去年底的551万人，再加上存在返贫风险的近200万人和存在致贫风险的近300万人，实际上今年完成脱贫攻坚的目标任务是1000万人左右。尽管脱贫攻坚受到疫情的冲击很大，但经过举国上下的共同努力，夺取脱贫攻坚战全面胜利不会成问题。但脱贫摘帽后，疾病作为农村贫困人口致贫返贫的根子不会彻底拔掉，未来防范因病致贫返贫潜在风险的任务依然艰巨。这是因为：

（一）因病致贫返贫是个世界性难题，我国同样不可避免

古语云："富天下，强天下，安天下。"因病致贫问题受到全世界的广泛关注，不仅中低收入国家而且发达国家也面临因病致贫问题。今年4月22日世界银行发布的最新预测表明，疫情大流行使今年全球可能增加4000万~6000万贫困人口，这是自1998年以来全球首次出现贫困率上升的情况，全球的贫困率不降反升至8.6%，全球贫困人口将增加至6.65亿人。不少国家的贫困人口在增加，美国有约4000万贫困人口，俄罗斯收入低于最低生活标准的人口近1800万，印度近4亿非正规部门从业人员陷入深度贫困，埃塞俄比亚有5000多万民众将生活在贫困线以下，尼日利亚的贫困人口将达到8900万。这些国家的贫困人口中因病致贫返贫者不在少数。世界卫生组织发布的《全民健康覆盖情况的追踪》显示，世界人口中有一半以上没有得到他们需要的基本卫生服务，8亿多人发生灾难性医疗支出，1亿人因医疗卫生支出而陷入绝对贫困。近期有国际慈善机构发布报告称，新冠病毒疫情带来的经济危机比2008年国际金融危机更加严重，有可能把约五亿人口推入贫困。联合国发布的《2020年世界经济形势与展望年中报告》

显示，新冠疫情大流行很可能导致 3430 万人在 2020 年跌入极端贫困，其中 56% 会发生在非洲。到 2030 年，可能还会有 1.3 亿人加入极端贫困人口的行列，这对消除极端贫困和饥饿的全球努力是一个沉重打击。可见，因病致贫问题的解决，将对世界反贫困运动产生重要贡献。

（二）老龄化社会健康风险增加，因病致贫返贫概率增大

自 20 世纪末我国老年人口数量和占总人口的比重持续增长，2019 年 60 岁及以上老年人口为 2.53 亿，占比为 18.1%，65 岁及以上老年人口规模为 1.76 亿，占比为 12.6%。预计未来一段时间，老龄化程度将持续加深。伴随着人口年龄结构老化，社会与家庭负担加重，社会保障支出压力加大，养老和健康服务供需矛盾更加突出。老龄阶段是健康风险相对较高的阶段，我国老年人长寿不健康、带病存活时间长、需要他人照料的问题十分突出，已成为积极应对人口老龄化的重要挑战。在我国从人口老龄化社会向老龄社会迈进的过程中，老年人主要面临疾病、失能、残障和死亡四大健康风险。数据显示，2018 年，我国有超过 1.8 亿的老年人患有慢性病，患有一种及以上慢性病的比重高达 75%。第五次国家卫生服务调查指出，我国 65 岁及以上老年人口两周患病率达到 62.2%。农村老人存在较大程度的经济生活困难现象，统计显示，跌倒已经成为我国 65 岁及以上老年人因伤致死的首位原因，跌倒常常成为老年人人生旅途的重要转折点。由于老年人特殊的生理状况，随着年龄的增长，患病的可能性也越来越大，对卫生服务的需求日益增多。而农村人口主要依靠体力劳动来获得收入，年龄越大获得收入的能力越弱，应对灾难性卫生支出的承受能力也越弱。

（三）我国自然灾害多发频发，因灾致残致病在所难免

我国作为世界上自然灾害最为严重的国家之一，本世纪以来我国平均每年因自然灾害造成的直接经济损失超过 3000 亿元，每年约有 3 亿人次受灾。仅去年各种自然灾害共造成 1.3 亿人次受灾，农作物受灾面积 19256.9 千公顷，其中绝收 2802 千公顷，直接经济损失达 3270.9 亿元。未来随着

全球气候变暖，我国极端天气气候事件仍将频发，高温、洪涝、干旱风险将进一步加剧，自然灾害仍处于高发频发时期，而农村处于防灾减灾救灾的最薄弱环节、农业难以彻底摆脱靠天吃饭的局面，这就使得一些农民因灾致残致病、因病致贫返贫不可避免。有的一次自然灾害不仅导致颗粒无收，还会造成人身伤害，给全家带来毁灭性打击，会加重家庭经济负担，明显加大了农户家庭生计脆弱性。

（四）农村人口发病频率比较高，因病致贫返贫形势逼人

疾病是人类永远要面对的健康威胁，也是打赢脱贫攻坚战最大的"拦路虎"。有关调查显示，近年来农村人口所患疾病种类可谓五花八门，患病率前 10 位的疾病依次为高血压、脑血管病、冠心病、重性精神疾病、糖尿病、慢性阻塞性肺气肿、关节病（髋、膝）、类风湿关节炎、重型老年慢性支气管炎及老年性白内障。国家统计局数据表明，2018 年农村人口患病死亡率比较高的 10 类病种是心脏病、脑血管病、恶性肿瘤、呼吸系统疾病、损伤和中毒外部原因所致疾病、内分泌营养和代谢疾病、消化系统疾病、神经系统疾病、泌尿生殖系统疾病以及传染病（不含呼吸道结核），各种病死亡人数占总死亡人数的比重分别为 23.47%、23.19%、22.96%、11.24%、7.45%、2.46%、2.11%、1.21%、1.08% 和 1.05%。调查发现，不少农村贫困家庭之所以摆脱不了贫困，根本原因就是家里有人得了重病，使家庭背负上或重新背负上沉重的医疗包袱，其他家庭成员为方便照顾患者，只好就近打零工挣钱，致使整个家庭收入大幅下降乃至贫困交加。"辛辛苦苦奔小康，一场大病全泡汤"是因病致贫返贫的真实写照。未来不排除将有部分农民身患重大疾病、慢性疾病及遭遇意外伤害丧失劳动力和自付医疗费用过高、报销比例低等原因，造成因病致贫返贫。

二、当前推进健康扶贫需要解决的问题

"民亦劳止，汔可小康。"习近平总书记在决战决胜脱贫攻坚座谈会上

强调，脱贫摘帽不是终点，而是新生活、新奋斗的起点。预计疫情过后，防止因病致贫返贫的长效机制也很难建立起来，不仅如此，健康扶贫方面还存在一些突出"短板"，因病致贫、因残致贫问题时有发生，健康扶贫将是打赢脱贫攻坚战的主战场。这些问题得不到解决，将直接影响健康扶贫工作的进程和质量。

（一）健康扶贫思想认识不到位

健康是头等的财富，疾病是致贫的祸根。只有清醒认识因病致贫返贫，才能对症斩"病根"、拔"穷根"。从扶贫干部方面看，有的领导认为健康扶贫投入大、见效慢，难以产生"立竿见影"效果，没有将健康扶贫作为脱贫攻坚的"坚中之坚"，摆到重要议事日程。有些地方把健康扶贫仅仅当作生存性救济，与其他形式的扶贫"眉毛胡子一把抓"，机械地落实基本医疗保险、大病保险和医疗救助等扶贫任务，片面追求建档立卡贫困人口清零、基本医疗得到保障，而不考虑探索一些发展性支持措施。从贫困户来看，大部分贫困地区群众的健康观念仍然停留在"无病即健康"的层面，有的贫困人口文化程度不高，医疗保健知识水平低，主动接受体检和治疗的意识淡薄，小痛小病靠扛，舍不得花钱，小病拖成大病，大病拖成难以救治的疾病，乃至丧失了劳动能力，失去了脱贫的基础条件。也有的农民长年生活在贫困中穷不思达，形成了特有的生活习惯和行为方式，吃饭睡土炕，看病有土方法，如厕上土厕所，不刷牙不洗澡，从不到医院做体检，自我保健和及时就医意识差，导致越病越贫、越贫越病的恶性循环。

（二）健康扶贫政策落实不到位

健康扶贫工程的实施，关键是要让所有的扶贫政策落地生根，虽然中央层面设计了健康扶贫顶层规划，也出台了许多支持政策，但由于对地方实际情况考虑不足，导致后者在落实政策时出现偏差，无法达到政策实施的预期效果。2019年国家重大政策措施落实情况跟踪审计结果显示，一季度扶贫审计抽审资金 90.45 亿元，其中问题资金 14.27 亿元，占比为 15.78%；二季度扶贫审计抽审资金 175.52 亿元，其中问题资金 10.51 亿元，占比为 5.99%；三季度扶贫审计抽审资金 248.48 亿元，其中问题资金 20.47 亿元，占比为 8.24%；四季度扶贫审计抽审资金 71.57 亿元，其中问题资金 20.93 亿元，占比为 29.24%。全年总共扶贫抽审资金 586.02 亿元，其中问题资金 66.18 亿元，问题资金占比为 11.29%。据此推算 2019 年中央财政专项扶贫资金 1260 亿元中，大约有 142.25 亿元资金浪费掉了。具体体现在部分贫困群众未享受应享受的医疗扶贫政策，违规将扶贫资金用于非扶贫领域，重复发放补贴资金及扶贫资金被套取，资金项目管理不规范甚至形成损失浪费等方面。

（三）健康卫士有效供给不到位

基层医疗卫生机构基础设施落后、医生和卫生员短缺，尤其是部分贫困地区医务人员技术水平较低，无法满足健康扶贫的卫生服务需求。统计数据显示，从 2011 年到 2019 年我国乡镇卫生院数减少 1295 个、平均每年减少 143.9 个，村卫生室数减少 41894 个、平均每年减少 4654.9 个。不仅如此，我国乡村医生和卫生员的总数由 2011 年的 112.64 万人减少到 2018 年的 90.71 万人，8 年减少了 21.97 万人，平均每年减少 2.74 万人。乡村医生和护士人才严重不足，分布不均衡，越是偏远的乡村越稀缺，而且年龄结构老化，基础理论薄弱，工作方法老化单一，既缺乏农村慢性病和常见病防治工作的知识方法，又干预不了不良卫生习惯和不文明生活方式，难以完全满足新时代健康扶贫对医疗卫生保健服务的需求。调查表明，这些年医学专业毕业生愿意到乡村去做医生的非常少，有的医学专业毕业生宁愿考公务员或特岗教师也不愿做乡村医生。也有部分基层医务人员由于不能很好地运用远程医疗协作网络以及医疗信息，导致优质医疗资源对接困难。

（四）健康扶贫法律法规不到位

健康扶贫是一项社会系统工程，需要以法律的手段和力量全力保驾护航。《中共中央、国务院关于打赢脱贫攻坚战的决定》明确提出，要"完善扶贫开发法律法规，抓紧制定扶贫开发条例"。但目前国家层面的扶贫法律法规依然处于无法可依的境地，健康扶贫方面的法律法规更是空白。尽管近年来制定出台了《关于实施健康扶贫工程的指导意见》《健康扶贫三年攻坚行动实施方案》和《关于印发健康扶贫工程"三个一批"行动计划》等一系列政策文件，形成了健康扶贫的制度框架，为健康扶贫提供了目标任务、实现路径和措施办法。但这更多依赖行政手段推动工作，整个健康扶贫尚未完全走上法治化轨道，对社会力量参与健康扶贫的权利和义务没有明确的法律规定，导致社会力量自身合法权益无法得到有效保护，而且社会各界捐助的扶贫资源也无法保障全部实现有效利用，亟待通过立法进一步明确健康扶贫的对象、标准、原则、责任和政策措施，加强监督和检查，用法律保障提高健康扶贫开发管理水平和工作成效。

三、筑牢因病致贫返贫的监测和帮扶机制

健康扶贫是脱贫攻坚工作的重中之重，是我国一项重大的政治任务和民生工程。让贫困人口能够看得起病、看得好病、看得上病、防得住病，确保贫困群众健康有人管、患病有人治、治病能报销、大病有救助，事关贫困人口健康权益，事关脱贫攻坚成败，事关健康中国建设和如期全面建成小康社会。在整个脱贫攻坚系统工程中，健康扶贫情况最特殊、形势最复杂、任务最为艰巨。当前及今后一个时期因病致贫返贫工作面临的困难和挑战依然艰巨，需要做的工作还很多，切不能有歇歇脚、喘口气的想法。穷则变，变则通，通则久。要硬着头皮做好健康扶贫工作，以更大决心、更强力度统筹推进疫情防控和脱贫攻坚，牢固树立一切为了人民健康的思想，健全完善监测预警和动态帮扶机制，及时化解和防范因病致贫返贫的风险，并确保取得成色更足、质量更高的全胜成果，推动农业更强、农村更美、农民更富。

（一）树立健康就是生产力也是竞争力的理念，谋划实施健康扶贫提质升级工程

"民富国强，众安道泰。"人民健康是关系家庭幸福、社会和谐和国家强盛的大问题。近年来，确保如期全面打赢脱贫攻坚战，使所有贫困人口都参加医疗保险制度，常见病、慢性病有地方看、看得起，得了大病重病后基本生活过得去，但这不是健康扶贫的终点，而是确保14亿人都能享有健康服务的新起点。必须牢固树立健康就是生产力也是竞争力的理念，把人民群众生命安全和身体健康放在第一位，实施以防止因病致病返贫为核心内容的健康扶贫提质升级工程，并做好顶层设计，压实主体责任，强力部署推进。有必要在深入总结健康扶贫工程工作经验的基础上，将健康扶贫提质升级工程列入正在研究制定的"十四五"国家重大民心工程，并做好与健康中国战略、乡村振兴战略等国家中长期战略的有机衔接。应组织各方面力量，加紧研究制定《关于实施健康扶贫提质升级工程的指导意见》和《防止因病致贫返贫的监测和帮扶五年行动方案（2011—2025年）》，提早谋划做好"十四五"时期的健康扶贫工作。预防是最经济有效的健康政策，应转变健康扶贫导向，落实预防为主的方针，探索建立农村健康教育机制，引导农民把发展生产和身体健康结合起来，把预防疾病与治疗疾病结合起来，改善生活习惯，提高健康素养，促进贫困户健康行为改变，积极主动降低或消除因病致贫返贫风险。建立由政府主导、社会多元主体参与的健康扶贫网络平台，及时公布健康扶贫工程实施情况以及贫困地区健康扶贫需求，实现社会力量与贫困地区实际需求的精准对接。

（二）完善防止因病致贫返贫的制度链条，织密织牢各项制度政策的"篱笆"

在充分发挥基本医疗保险、大病保险、医疗救助基础性作用的同时，进一步探索完善以大病保险为主体的健康扶贫长效机制，适当提高贫困人口中患有重大疾病人群医疗保障及社会保障水平，建议根据贫困人群中各

类疾病患病率及其年龄分布、致贫风险，进行更有针对性的定制化精准扶贫。同时应放宽大病保险的覆盖范围，将贫困患者使用频率和医疗费用"双高"的部分非医保药品纳入基药目录。加大对老、病、残等特殊贫困群体的医疗保障和社会救助力度，整合统筹人社医保、扶贫、民政、残疾、福利公益金、社会捐助金等方面资金，增强农村医疗保障投入能力和提高资金使用效率。通过税费减免、贷款贴息和资金补偿等优惠政策，鼓励企业为因病致贫返贫家庭提供就业岗位，扶持因病致贫返贫家庭及成员就近就业以及创业，包括开办农村电商平台等。树立老年人健康的生活观念，定期开展免费体检和惠民健康文化活动。在闭塞的农村地区开展定期免费体检活动，定期进行血压测量和血糖检测等慢性病防治，根据检查结果告知老人们日常生活中的注意事项和适宜的改善建议。

（三）坚持问题导向优化医疗资源配置，推动优质医疗资源"上山下乡"

早在55年前毛泽东同志就曾说过："把医疗卫生工作的重点放到农村去。"应全面充分考虑基本医疗资源对于农村偏远地区居民的可及性，逐步改变医药卫生领域改革中过度市场化和优质资源向城市集中化的倾向，推动医疗资源向基层特别是乡村下沉。切实加强乡村医疗基础设施建设和先进设备配置，巩固以乡镇卫生院和社区卫生所为主体、村卫生室为依托的农村基层医疗机构医疗健康服务网络。加大对贫困落后地区基层医疗设施的投入，改善乡镇卫生院和村卫生室医疗条件，推动农村贫困家庭与乡村医生或乡镇卫生院医生签约服务工作，确保"小病不出村、常见病不出乡、大病不出县市、疑难杂症不出省"。可以借鉴这次抗疫参战人员工资和福利待遇奖励办法，打破奖励性绩效工资比例限制，建立薪酬福利与农村医疗卫生人员服务年限相对应的递增机制，大幅度提高其工作待遇、职称晋升、进修培训以及子女入学等方面的激励水平，增加乡村卫生服务人员的招考比例，吸引更多优秀医疗人才到乡村医疗单位工作，为健康扶贫工程提供人才和医术保障。

（四）坚持以法治思维开展健康扶贫工作，用法律为脱贫攻坚保驾护航

《商君书》云："法令者，民之命也，为治之本也，所以备民也。为治而去法令，犹欲无饥而去食也，欲无寒而去衣也，欲东而西行也，其不几亦明矣。"法律是实现健康扶贫目标、防止因病致贫返贫的有力武器。2020年6月1日起施行的《基本医疗卫生与健康促进法》明确规定，要大力加强基层和边远贫困地区医疗卫生事业的财政投入制度和保障制度，对于推进健康扶贫提质升级工程提供了最根本的法律遵循，务必要严格贯彻执行，并将这部法律的理念融入各项健康扶贫政策，优化完善健康扶贫工作体系。同时始终以法治思维开展扶贫脱贫工作，加强健康扶贫实践经验的总结推广，把一些经过实践检验的、行之有效的好做法好经验，及时推动上升为法律，探索形成配套《基本医疗卫生与健康促进法》的健康扶贫法律体系，依靠法律手段防止因病致贫返贫，使健康扶贫工作逐步走上法治化轨道。同时要完善社会力量参与健康扶贫的各项法规，保障社会力量自身合法权益，降低社会力量参与健康扶贫的准入门槛。

（五）加强定期跟踪审计监督，完善动态全覆盖的审计督察工作机制

健康扶贫是战场不是"秀"场，扶贫资金是"救命钱"不是"唐僧肉"，一定要定期对健康扶贫进行跟踪审计督察，这是推动健康扶贫精准发力和防止因病致贫返贫的重要保障。应加大对地方制定的因病致贫返贫对象认定标准科学性和公平性的审查，对脱贫后返贫现象进行原因分析，审计督查相关扶贫政策措施的执行情况和相关扶贫项目效益问题，并定期对建档立卡贫困户的实际情况进行复核。加大对巩固脱贫成果方面审计结果的披露力度，对整改不到位问题及建档立卡贫困户的动态调整应给予重点关注，尤其是虚假脱贫问题和返贫问题。应加强对定点医疗机构的督查，甄

别有病无病全住院、大病小病都报销的现象，规范定点医疗机构医疗服务行为，严厉打击过度诊疗和欺诈骗保行为，监督引导定点医疗机构主动规范医疗行为、控制医疗成本。有必要聚焦健康扶贫重要部门、关键岗位和重点人员，开展专项查处行动，对搞数字脱贫和虚假脱贫的加大曝光、严肃问责，对贪污侵占、吃拿卡要、优亲厚友的从严查处，防范道德风险。

（2020 年 5 月 22 日）

全方位织密扎牢国家生物安全防控网

2020 年 2 月 14 日，习近平总书记在中央全面深化改革委员会第十二次会议上发表的重要讲话明确指出，生物安全问题已经成为全世界、全人类面临的重大生存和发展威胁之一，必须从保护人民健康、保障国家安全、维护国家长治久安的高度，把生物安全纳入国家安全体系。要全面研究全球生物安全环境、形势和面临的挑战、风险，深入分析我国生物安全的基本状况和基础条件，系统规划国家生物安全风险防控和治理体系建设，全面提高国家生物安全治理能力。百年不遇的新冠肺炎疫情是全面建成小康社会路上的最大顽敌，给国家安全和人民生命健康造成严重威胁，同时也暴露了我国生物安全保障方面存在的短板和不足。《易经·系辞》曰："安而不忘危，存而不忘亡，治而不忘乱。"必须站在总体国家安全观的高度审视生物安全，始终把人民生命安全和身体健康放在首位，采取有效措施织密扎牢防控网，探索形成生物安全风险从源头预防到末端治理的长效应对机制，构筑起国家生物安全的坚固屏障。

一、疫情呼唤织密扎牢国家生物安全防控网

发展是安全之基，安全是生存之本。生物安全是人类生存安全的基础和前提，没有生物安全，就谈不上生存安全，更谈不上人民健康、社会稳定和国家长治久安。新冠肺炎疫情再次敲响了生物安全的警钟，人类社会

发展进步面临的潜在生物安全危害日益突出，重大传染病和生物安全风险是事关国家安全和发展、事关社会大局稳定的重大风险挑战。必须织密扎牢国家生物安全防控网，才能切实守护人民健康、守护国家安全、守护发展根基。

（一）织密扎牢国家生物安全防控网，是贯彻落实习近平新时代中国特色社会主义思想的具体体现

"备豫不虞，为国常道。"坚持总体国家安全观，是习近平新时代中国特色社会主义思想的重要内容。新冠肺炎疫情发生后，党中央将疫情防控作为头等大事来抓，习近平总书记亲自指挥、亲自部署，坚持把人民生命安全和身体健康放在第一位，强调把生物安全纳入国家安全体系。这是对总体国家安全观的丰富和发展，完善丰富了国家安全总体布局体系，有助于构建维护国家生物安全的政策、路径和举措，确保人民幸福安康、社会繁荣稳定、国家长治久安和人类文明永续发展。不仅如此，这些重要论述将生物安全问题提升到了前所未有的战略高度，立意高远，内涵丰富，思想深邃。进一步丰富了习近平新时代中国特色社会主义思想，为织密扎牢国家生物安全防控网提供了科学指南，必须抓好贯彻落实。

（二）织密扎牢国家生物安全防控网，是新时代加快完善社会主义市场经济体制的必然要求

当前我国常态化疫情防控任务艰巨，经济下行压力在加大，形势复杂严峻，困难挑战越大，越要推动改革走深走实，不断释放发展动力与空间。2020年5月18日，中共中央、国务院发布了《关于新时代加快完善社会主义市场经济体制的意见》，对新时代加快完善社会主义市场经济体制作出了顶层设计，提出了市场化改革在更高起点更高层次更高目标上再出发的施工图，尤其是围绕建设高水平社会主义市场经济体制的目标，提出七个关键领域的改革举措。在坚持和完善民生保障制度领域，明确提出要健全国家公共卫生应急管理体系，把生物安全纳入国家安全体系，系统规划国家

生物安全风险防控和治理体系建设，全面提高国家生物安全治理能力。由此可见，织密扎牢国家生物安全防控网，是新时代加快完善社会主义市场经济体制的内在要求，不仅有利于当前经济运行化危为机，也为建立现代化经济体系打下牢固基础。

（三）织密扎牢国家生物安全防控网，是应对公共卫生突发事件和国家生物安全风险的战略选择

突如其来的疫情也是一堂生动的生物安全课，我国面临的生物安全挑战也日益凸显，未来多重因素作用下国际生物安全形势不容轻视。美国国家情报委员会在 2012 年 12 月发布的第五份全球发展形势研究报告《全球趋势 2030：变换的世界》对全球未来发展趋势进行了权威预测：预计到 2030 年"生物科技日新月异，有助于人类更快查出病因，发明针对性强的疫苗或治疗措施，可惜还是赶不上疾病蔓延的速度……成千上万能够人工合成的新奇病原体可能被释放到世界中蓄意惹祸，天然发生的传染病本已十分可怕，再加上人为捣乱，就更难应付了。"居安而念危，则终不危；操治而虑乱，则终不乱。织密扎牢国家生物安全防控网，就是要筑牢国家生物安全的"钢铁长城"，不断增强抵御生物安全风险能力，把维护国家生物安全的主动权牢牢掌握在自己手里，这样才能更好推动健康中国战略的顺利实施。

（四）织密扎牢国家生物安全防控网，是高质量保护人民群众生命安全和身体健康的重要举措

新冠肺炎疫情防控，是一场保卫人民群众生命安全和身体健康的严峻斗争。截至 5 月 27 日，我国累计确诊病例 8.45 万人，累计死亡 4645 人。不仅如此，境外疫情扩散蔓延势头仍未得到有效遏制，国内个别地区聚集性疫情仍然存在，疫情形势越复杂，越不可掉以轻心。针尖大的窟窿能漏过斗大的风，面对疫情防控进入常态化，更要坚持人民至上、生命至上理念，时刻绷紧外防输入、内防反弹这根弦，切实防止思想麻痹和行动松懈，决不能让来之不易的防控成果前功尽弃。这就要织密扎牢国家生物安全防控网，保障

人民的生命安全，防控重大人类传染病、动植物疫情，防止人类遗传资源失衡，防范微生物耐药，防范生物恐怖袭击，防御生物武器威胁。

二、不失时机织密扎牢国家生物安全防控网

生物安全是新兴安全领域，与政治安全、国土安全、军事安全、经济安全等同为国家安全体系的重要组成部分，关系到国家公共卫生、社会稳定、经济发展和国防建设。当前全球生物安全的形势非常严峻，传统生物安全风险与非传统生物安全风险并存，外来物种入侵与生物资源流失交织，生物恐怖主义与新型生物武器叠加，此次疫情使许多国家都将生物安全纳入国家安全战略中，并明确生物安全战略规划。我们也要全面研究全球生物安全环境和挑战风险，针对此次疫情暴露出来的问题和不足，以人民生命健康为第一位的底线思维，系统规划国家生物安全风险防控和治理体系建设，抓紧补短板堵漏洞强弱项，在全面提高国家生物安全治理能力上弯道超车。

（一）创新和完善国家生物安全体制机制

习近平总书记高度重视国家生物安全，为国家安全工作举旗定向、谋篇布局，将生物安全全面纳入总体国家安全观，坚决维护党中央对国家生物安全工作的集中统一领导，完善集中统一、高效权威的国家安全领导体制，加强对国家生物安全工作的统筹指挥，系统规划国家生物安全风险防控和治理体系建设，全面提高国家生物安全治理能力。同时可以借鉴应对疫情设置国务院联防联控机制的做法，建立常态化的国务院生物安全联防联控机制，协调机制负责协调制定规划、协调重点和难点问题的解决、开展部门工作评估和督促。设立国家生物安全中心，通过"一网通办""一网统管"建立生物安全全球监测与预警体系，系统性监测和预警境外突发重大传染病、农业生物安全、进出口生物安全、有害物种入侵、生物恐怖等风险。鼓励各地把生物安全工作纳入重要议事日程，健全工作体制机制和

保障制度，允许将承担管理职能的机构纳入行政体系，赋予其专业事务领域的决策权和话语权，提升其履职能力，扎实抓好维护生物安全各项任务落实，加强绩效考核和督察力度，防止突发公共卫生事件和生态灾难，推动国家生物安全工作迈上新台阶。

（二）优先培育和发展生物安全产业

预计疫情过后许多国家将把生物安全产业作为新的经济增长点来培育，应抓住疫情创造的机遇，将生物安全产业列入"十四五"国家战略性新兴产业发展规划，从国家层面率先部署策划和推动落实，制定"十四五"生物安全战略和产业规划，明确产业定位，确定政策方向，重点加强公共卫生与防疫基础设施及运营体系建设，重构国家公共卫生和重大传染病防控体系。应根据技术创新和发展需求，健全覆盖传染病防控、动植物疫情、实验室生物安全、生物防御、外来物种入侵等全过程的生物安全产业链条。加快生物安全产业融合发展，形成涵盖科研单位、生产厂家、用户企业的创新集群，推进产学研有效对接、产供需无缝衔接，推进生物安全产业标准体系建设，建立生物安全产品认证体系。打造国家级生物安全产业试验区，将聚焦新发、突发及再发重大传染病，组建学科交叉融合、创新链条全程贯通的生物安全研发平台，有效支撑药物、疫苗、诊断等生物制品的研发和应用，打通从基础科学发现、关键技术突破到产业应用的完整创新链，为国家生物安全提供有效的科技支撑和解决方案。创建国家生物安全产业战略基金，为生物安全产业项目投资提供可持续的融资和融资担保，促进有价值和商业前景的生物安全产业项目落地。实施促进生物安全产业发展的政策框架和激励机制，在土地征用、政府采购、税费减免、金融保险等方面给予优惠支持。

（三）提高生物安全的科技创新支撑能力

魔高一尺，道高一丈。生命安全和生物安全领域的重大科技成果也是国之重器，科技创新是国家生物安全的重要战略支撑。有必要完善生物安全关键核心技术攻关的新型举国体制，加强生物安全科技创新，在应对能力上下好先手棋，针对未来可能出现的生物安全风险未雨绸缪，提前做好部署，强化集成创新，开展战略前瞻性和系统集成性生物安全科技创新研究，抢占生物安全技术竞争的战略制高点，加快培育生物安全技术高新企业和新兴产业，提升国家生物安全科技核心竞争力和生物防御综合保障能力。立足面向未来15年科学前沿发展趋势及国家重大需求，结合国家中长期科技发展规划及"十四五"重点任务布局，在未来国家中长期科技发展规划研究编制设立专项，在2021—2035年中长期科技创新发展规划中作出工作部署、明确平台建设和提出技术攻关要求，强化生物安全及重大疫病等重大科技项目部署，重点扶持生物医药创新和新兴技术，进一步支持生物医药创新，通过加大知识产权保护力度推动生物医学进步，大力支持基因编辑、合成生物学等需要优先发展的对经济增长和安全至关重要的新兴技术，着力突破一批制约我国生物安全能力发展的关键技术和装备。进一步完善与生物安全相关的国家生物信息中心、国家重点实验室、高等级生物安全实验室布局，继续实施"生物安全关键技术研发"重点专项工程，建设一批国际领先的生物安全防御重点实验室，推动一些生物安全关键性技术实现重大突破，强化信息情报的收集和分析挖掘，开发和促进生物信息学数据库数据的储存与交换，从而大幅度提高生物预警和防御能力，把国家生物安全牢牢掌握在自己手中。加大经费和人才培养投入力度，鼓励和扶持生物安全领域的自主研发创新。要持续加强尖端人才培养，统筹各方面科研力量，为维护人民生命健康安全、国家战略安全提供坚实科技保障。还应加快修订完善生物安全的标准体系，对国家、行业和地方等标准进行梳理和整合，建立国家标准、行业标准和地方标准有机结合的标准体系，尽快制定有关生物安全实验室设备的国家、团体或行业产品与技术标准，增强标准的针对性与适用性，推动生物安全领域标准化水平的全面提升，系统提升科技支撑国家生物安全能力，确保国家生物安全。

（四）抓紧完善国家生物安全的法律体系

《管子》曰："法者，天下之程式也，万事之仪表也。"目前我国生物安全法律法规还不够完备，部分法律法规内容不完善、修订不及时，亟须加强立法和修法工作，以良法善治全面提高国家生物安全治理能力。去年全国人大常委会已经审议了《生物安全法（草案）》，这次疫情正好给这部法律的修改提供了契机，应抓紧完善《生物安全法（草案）》争取年内审议通过，构建生物安全领域基础性、综合性和统领性的主打法律。建议加强配套性立法建设，尽快推出《生物技术研究开发安全管理条例》，以适应今后生物安全工作的需要。做好行政法规和刑法的衔接，开展生物安全刑法立法研究，补上《刑法》关于在生物技术谬用、人类遗传资源非法使用等方面的立法漏洞。参照国际通行做法，启动修订《进出境动植物检疫法》，增加首次进口农产品必须进行有害生物风险分析的条款，补齐有害生物风险分析无法可依的"短板"。补充完善《野生动物保护法》第十七条的有关规定，进一步明确研发和利用这些野生动物遗传资源的法律依据。进一步修订《传染病防治法》，明确各级政府及其卫生行政部门与疾病预防控制中心的传染病防治职责，理顺各自在重大传染病疫情中的权利义务关系，增加重大传染病疫情联防联控机制方面的条款。

（五）构筑"人人皆生物安全卫士"的人民防线

生物安全与每个人息息相关，构建国家生物安全防控网人人有责，只要14亿人民众志成城，守土有责，守土尽责，就能打赢国家生物安全防控的人民战争、总体战、阻击战。每一位中国人都是国家生物安全防控网的第一道防线，都是国家生物安全防控的战士。要树立社会和公众生物安全风险意识，调动一切积极因素，从娃娃抓起广泛开展生物安全教育，推动国家生物安全教育进校门、进课堂、进教材、进爱国主义教育基地和国防教育基地，建立多元分层的生物安全教育培训体系，要充分利用各种广播、电视、网络、新媒体等多种形式，传播和普及生物安全知识，使全体民众都入脑入心、成性成行，有序推动防范生物安全风险上升为全民意识、公众自觉。还要加强国家生物安全人民防线建设，鼓励人人成为筑牢国家生物安全的堡垒，既要养成良好的生活方式和文明的生活习惯，积极主动承担公民义务，而且坚守底线、不越红线，对不良行为不仅自己不为不做，而且要对破坏生物安全的行为进行抵制、监督，以此推动全社会构筑维护生物安全的"铜墙铁壁"。

（六）打造面向全球的国家生物安全"防火墙"

人类是命运共同体，生物安全风险没有边界，协同合作是战胜疫情最有力的武器。我国是生物资源大国，也是《生物多样性公约》的成员国，一方面，要优化国门生物安全业务监测预警体系，推动将生物安全防御关口前移、手段创新、流程优化、协同把关，进行分子生物学跟踪研究、流行病风险预警等工作，除了人用疫苗之外也要研究动物疫苗，探索"双随机"查验与常规查验、加严查验、强制查验和扣留查验等相结合的口岸检疫防护网，做到安全风险监控与口岸查验工作相得益彰，将国门作为生物安全防控的前沿阵地和咽喉关口。另一方面，应积极做好《生物多样性公约》的履约工作，发展海外生物安全监测预警网络，布设一批海外重大传染病疫情监测哨点和联合实验室，并以此为平台建立大数据交换与快速共享合作机制，打造全球性生物安全防控体系。还要抓紧完成新冠疫苗研发并投入使用，不断推出更多全球领先水平的生物安全产品和技术，改变大部分信息数据和产品技术都掌控在发达国家手里的局面，提高我国在全球范围内的资源、技术与话语权。还应扩大生物安全领域国际合作，持续加强国际生物安全领域的战略对话，与多边组织、伙伴国家以及国际非政府组织等共同签订生物防御和卫生安全能力建设的合作协议，推进全球生物安全治理，共同佑护人类共同的地球家园，共同构建人类卫生健康共同体。

（2020 年 5 月 28 日）

全球疫情防控应构建人类命运共同体

世界大同，万国咸宁，天人合一，保和太和，是中华民族几千年来孜孜以求的梦想，也是世界各国人民的共同向往。突如其来的新冠肺炎疫情给人类社会安全与发展带来了前所未有的冲击，也给世界人民团结合作以战胜"疫魔"提供了前所未有的机遇。在以习近平同志为核心的党中央坚强领导下，经过 14 亿人民众志成城、艰苦卓绝努力和付出巨大代价牺牲，有力扭转了疫情局势，疫情防控阻击战取得重大战略成果，经济社会秩序正在加快有序恢复正常，不仅维护了人民生命安全和身体健康，也为维护地区和世界公共卫生安全作出了重要贡献。但是，目前全球新冠肺炎疫情正在恶化，不少国家仍处于水深火热之中，迫切需要各国携起手来，深化国际合作，硬化责任担当，强化联防联控，加快构建人类命运共同体，推动疫情防控和世界经济复苏走出困境、迎来曙光。

一、从全球发展审视新冠肺炎疫情

《易经》曰："大观在上，顺而巽，中正以观天下。"新冠肺炎疫情作为全人类共同面临的新威胁新挑战，堪称第二次世界大战以来最为严重的全球性重大突发公共卫生事件，来势汹汹，传播很快，冲击猛烈，影响之深远，对人类健康、经济发展、社会民生、科技创新、公共治理、国家安全和全球化进程等方方面面都将产生一系列重大而深刻的影响。从全球命运与共、休戚相关的全局看，疫情将带给世界三个方面的积极变化。

（一）疫情是检验各国公共卫生治理能力的试金石

病毒没有国界，疫病不分种族，"环球同此凉热"。这次疫情全球蔓延速度快、覆盖范围广、破坏程度深、防控难度大，对世界各国的公共卫生治理能力带来严峻考验，同时也是对国家治理体系和能力的压力测试。美国约翰斯·霍普金斯大学发布的实时统计数据显示，截至 6 月 5 日 6 时左右，全球超过 210 个国家或地区累计确诊新冠肺炎病例近 659 万人，累计死亡 38.9 万人。综观世界各国的疫情防控工作，有的国家由于认真到位并宣布迅速进入紧急状态，果断采取措施，公开透明信息，防控总体上是积极有效的；也有不少国家认识错位、犹豫不决、举措失当，向外"甩锅"频频，对内防控不力，以致贻误了最佳战机，导致疫情井喷式增长。而我国在这场没有硝烟的战"疫"中，习近平总书记亲自指挥、亲自部署，坚持把人民生命安全和身体健康放在第一位，统筹全局、沉着应对，果断采取一系列防控和救治举措，用一个多月的时间初步遏制了疫情蔓延势头，用两个月左右的时间将本土每日新增病例控制在个位数，用 3 个月左右的时间取得了武汉保卫战、湖北保卫战的决定性成果，疫情防控阻击战取得重大战略成果。"风景这边独好"的实践再次雄辩地证明，我国的抗疫举措和巨大努力行之有效，中国特色社会主义制度的优越性十分显著，我国的国家治理体系具有强大生命力。我国公共卫生治理能力不仅通过了压力测试，而且用中国速度和中国力量为世界防疫争取了宝贵时间、分享了知识经验、提供了科学指针，为全球疫情防控和人类文明进步作出新的重大贡献。

（二）疫情将重塑世界百年未有之大变局的新秩序

当今世界正经历百年未有之大变局，这是习近平总书记 2018 年对世界大势作出的重大战略判断。这次全球新冠肺炎疫情大暴发大流行大冲击充分证明，这个重大战略判断蕴含的敏锐洞察和远见卓识具有历史前瞻性。种种迹象表明，此次疫情虽难以从根本上彻底改变已经固化的国际秩序，但会冲击国与国之间的双边关系甚至多边关系，将是全球百年未有大变局的一个重大转折点，并成为加速百年未有大变局进程的催化剂，对此要引起足够重视和应对。美国前国务卿亨利·基辛格在《华尔街日报》上撰文指出，新冠肺炎疫情将永远改变世界秩序，新冠肺炎疫情之后，世界将不再是原来的样子，没有任何一个国家——即便是美国，能够通过单纯的国家努力战胜这场疫情。印度著名智库军事专家沙什·阿斯塔纳将军认为，新冠肺炎疫情为正在进行的"不宣而战的第三次世界大战"增添了新的内容，疫情过后可能会出现新的全球秩序，世界重心开始转向东方。全球最大对冲基金桥水基金创始人达里奥认为，新冠肺炎疫情是百年来人类面临的最严重的大流行疾病，不仅可能引发全球经济危机，还有可能对国际格局产生影响，世界秩序正面临重构。这次疫情让中国走到了世界舞台的中心，用中国经验与中国力量助推全世界疫情防控，也可以说是世界百年未有之大变局的一个特征。目前我国正处于实现中华民族伟大复兴关键时期，今年将全面建成小康社会、实现第一个百年奋斗目标，开启实现第二个百年奋斗目标的新征程。站在这样的历史交汇点上，既要面对世界多极化、经济全球化、文化多样化、社会信息化持续深入发展，又要应对国际疫情持续蔓延、世界经济严重衰退等不稳定不确定因素剧增挑战，可以说重要机遇与重大风险并存、光明前景与严峻挑战同在。对此，我们要深入分析百年未有之大变局的发展趋势和演变规律，深刻把握疫情防控面临的乱局之忧和破局之机，不为任何风险所惧，不被任何干扰所惑，不向任何困难低头，在国际力量对比变化中化危为机、化险为夷，在国际格局洗牌调整中赢得先机、通变开新，推动世界秩序向促进人类共同进步的历史正确方向演进，为实现中华民族伟大复兴提供良好的外部环境。

（三）疫情全面吹响构建人类命运共同体的集结号

习近平总书记早在2013年就向世界提出了"人类命运共同体"的重大倡议，得到了国际社会高度赞誉。他在2020年新年贺词中强调指出，我们愿同世界各国人民携起手来，积极共建"一带一路"，推动构建人类命运共同体，为创造人类美好未来而不懈努力。这场突如其来并以迅雷不及掩耳之势席卷全球的新冠肺炎疫情，验证了人类命运共同体理念的超前性和价值，也使人们更加清醒地认识到，人类只有一个地球，各国共处一个世界，真正是"你中有我、我中有你"的命运共同体，重大传染性疾病是全人类的敌人，公共卫生安全是各国面临的共同挑战，任何国家都不能置身其外、独善其身，也没有哪个国家能够退回到自我封闭的孤岛。世界不分西东、无论南北，只有团结协作防控，携手打造人类命运共同体，才是走向光明、赢得胜利的人间正道。正如法国巴黎第八大学教授皮埃尔·皮卡尔所言，推动构建人类命运共同体是人类历史上最重要的哲学思想之一，新冠疫情这场全球公共卫生危机凸显了推动构建人类命运共同体的必要性和紧迫性，需要各国携手应对，全面加强国际合作，凝聚起战胜疫情的强大合力。伊朗确定国家利益委员会秘书长雷扎伊认为，新冠病毒最终会离开我们，但病毒造成的创伤和后遗症仍将留在世界的"躯体"上，诸多大国应对新冠疫情遇挫表明，人类的理性和先进技术不足以保证实现幸福，人类文明需要精神层面的指引和启迪，也需要在人与人之间建立伙伴关系，凝聚和融合社会力量。俄罗斯圣彼得堡国立大学阿列克谢·罗季奥诺夫坦言："在新冠疫情肆虐全球、严重冲击国际经济社会发展秩序的形势下，各国尤应将习近平主席提出的重要理念付诸实践，共创繁荣美好世界。"事实上，中国始终秉持人类命运共同体理念，积极履行国际义务，密切同世界卫生组织和相关国家的友好合作，主动同国际社会分享疫情和病毒信息、抗疫经验做法，向100多个国家和国际组织提供力所能及的物质和技术援助，体现了负责任大国的担当。岂曰无衣，与子同裳。山川异域，风月同天。目前疫情正在全球"大流行"，国际防控形势异常紧要，越是在这个困难时刻，越要把构建人类命运共同体作为战胜疫情的灵丹妙药，一如既往开展国际合作，积极分享防控经验，有效开展国际联防联控，支持国际组织发挥作用，携手做好全球公共卫生治理，扎实推动构建人类命运共同体，共同佑护人类共同的地球家园。

二、构建人类命运共同体乃全球抗疫之良药

我们生活的世界充满希望也充满挑战，处处有机遇而又随时存荆棘。当前全球抗疫形势依然严峻，一些国家拐点尚未到来，防病毒扩散压力巨大，部分国家反弹风险此起彼伏，加之特效药和疫苗研发成功尚有时日，未来疫情发展仍存巨大变数，只有团结合作才是国际社会战胜疫情最有力武器。正如联合国秘书长古特雷斯所言，世界正面临联合国75年历史中前所未有的危机，各国必须团结一致，共同渡过此次危机。联合国前秘书长潘基文表示，新冠病毒大流行是当前人类面临的最大挑战，这次疫情为全世界都敲响了警钟，在病毒大流行面前，各国秉持人类命运共同体理念，团结合作，携手抗击疫情才是正确"药方"。日本前首相福田康夫认为，应对疫情要树立人类命运共同体理念。《易经·塞卦》所言："大塞朋来，以中节也。"因此，全球抗疫是一盘棋，有必要抓住有利机遇，在推进全球联防联控和群防群治的同时，用科学理性态度携手应对挑战，加快构建人类命运共同体，再大的疫魔都能战胜，再恶的病毒都能攻克。

（一）从民心相通中寻求人类命运共同体的最大公约数

人民安全是国家安全的基石。毛泽东同志早在1951年就说过"今后的世界必须是人民的世界。"构建人类命运共同体，汇聚了世界各国人民对美好生活向往的最大公约数，已经被多次写进联合国重要文件，是破解人类发展和世界前途面临的重大问题的金钥匙，是世界上200多个国家或地区、2000多个民族、76亿多人口的最好福音和最美和声，得到国际社会的普遍认同和积极响应。疫情暴发以来，世界多国政要和学者都在积极呼吁构建"人类命运共体"。应该说，世界各国虽然客观上种族肤色不同、制度体制有别、贫富强弱有异，但各国人民打心里都想过上更加幸福美好的生活，

都盼望身体健康、生命长寿，这是构建人类命运共同体的民心基础。而构建人类命运共同体理念与《联合国宪章》精神高度契合，将人类共同价值和中华优秀文化弘扬光大，从哲学高度阐释人类命运前途的时代命题，穿透了国际社会长期受零和思维支配的思想迷雾，直抵人心，是应对全球疫情蔓延的中国最强音，也是指引世界共同发展航船的灯塔。第71届联合国大会主席彼得·汤姆森认为，中国所倡导的构建人类命运共同体理念是"人类在这个星球上的唯一未来"。从全球疫情看，不同国家疫情暴发以及各国控制疫情的时间各不相同，因而在不同的时间点上各国所经受的压力也有所不同。在应对疫情方面，各国有不同的国情和体制，在应对方式和政策方面也有不同的选择。我们应从民心沟通开始，架起对话沟通桥梁，让人类命运共同体意识深入世界人民的心灵深处，并以患难相恤、无私忘我的奉献精神伸出援助之手，帮助疫情严重国家的人民摆脱苦难，将人类命运共同体理念落地生根。从数量规模看，目前我国是世界第一人口大国，只要14亿中国人民在推动构建人类命运共同体方面心心相印，世界上就有近五分之一的人是构建人类命运共同体的第一方阵和坚强后盾，应当以负责任大国的担当为全球抗疫注入动力，广泛动员人民群众积极支持参与全世界的联合抗疫，帮助公共卫生体系薄弱的发展中国家做好防范和应对准备，填补地区公共卫生安全漏洞，用实际行动兑现人类命运共同体的世界倡议和承诺。青山一道同云雨，明月何曾是两乡，目前的海外华侨华人华裔超过5000万人，骨子里流淌的是中国血脉，对中华文化的根脉总体上是认同的，应该将他们培育成构建人类命运共同体的坚信者和践行者，在世界各地积极理性发声，发挥"宣传队"和"播种机"的独特作用。目前在中国境内工作的外国人已经超过95万人，去年来华旅游的外国人3188万人次，有来自182个国家的40多万留学生，这些在华外国人是世界了解中国的一扇重要窗口，他们是我国疫情防控斗争和推动人类命运共同体建设的见证者、记录者和实践者，应该鼓励他们更全面地对外讲好中国抗疫故事的全貌，传递人类命运共同体建设的好声音。为了让人类命运共同体理念更加深入人心，各国应携手合作共同抵制"政治病毒"，坚决反对将疫情政治化、对他国污名化，呼吁抵制歧视特定国家、地区和民族的言行，坚决杜绝各自为政、零和思维、甩锅推责，用科学战胜愚昧，用真相粉碎谣言，支持联合国和世界卫生组织在全球公共卫生治理中发挥领导作用，为世界谋大同，为人类创未来，最大范围保护人民生命安全和身体健康。

（二）率先打造高水平的人类卫生健康共同体

享有健康是全人类的共同愿望，维护全球公共卫生安全是各个国家的共同责任。人民的生命安全和身体健康是人类社会发展的根基，人人享有健康是构建人类命运共同体的重要内容。1946 年国际卫生大会通过的《世界卫生组织组织法》明确指出，享受最高而能获致之健康标准，为人人基本权利之一；各民族之健康为获致和平与安全之基本，须赖个人间与国家间之通力合作；任何国家促进及保护健康之成就，全人类实利赖之。国家主席习近平在第 73 届世界卫生大会视频会议开幕式上发出了共同构建人类卫生健康共同体的倡议，进一步丰富完善了人类命运共同体理念的核心内涵，不仅是构建人类命运共同体的重大理论创新，也为世界各国共同抗击新冠肺炎疫情指明了路径和行动指南。这既是应对当前疫情危机的急需之举，也是为人类发展计、为子孙后代谋的长远之策。人类命运共同体也是安全共同体、健康共同体，只有构建起人类卫生健康共同体的合作机制，才能最终战胜新冠肺炎疫情。各国应为人类发展计、为子孙后代谋，秉持人类命运共同体理念，齐心协力、守望相助，战胜疫情，把构建人类卫生健康共同体当作打造人类命运共同体的重中之重，在联合国和世卫组织框架下，积极倡导和促进全球卫生合作，在全球范围内率先构建人类卫生健康共同体，筑牢筑实人类身体健康和生命安全的防控网，切实保障每一个人和全世界人民获得尽可能高水平的健康。这就要坚持用人类卫生健康共同体的理念凝聚全球共识，并成为联合国、世界卫生组织等国际组织有关宪章和行动计划的重要条款，成为指导全人类的生命健康安全与健康可持续发展的核心原则。同时要加强多双边抗疫合作与互学互鉴，深化与各区域组织和机制的合作与协调，尽快形成全球范围内疾病和传染病防治的共商共建共享机制，推动建立全球性监测体系，建立传染病防控战略预警机制、防御和应对沟通机制，共同抵御重大传染性疾病等风险挑战，维护世界普遍安全，这是构建人类命运共同体的紧迫任务。

（三）加强国际研发合作，铸就疫情防控"科技之盾"

人类同疾病较量最有力的武器就是科学技术，人类战胜大灾大疫离不开科学发展和技术创新。试想人类从发明"牛痘"预防天花，到链霉素问世远离鼠疫威胁，再到此次应用核酸检测排查诊断，都是靠科技作为利器和法宝的。澳大利亚前总理陆克文指出，应对疫情需要从客观实际出发，使用科学的手段和方式，中国已经宣布将研发出来的疫苗作为全球公共产品，希望看到更多国家能够跟进，确保疫苗成为全球的公共产品。世界领袖联盟主席、斯洛文尼亚前总统达尼洛·图尔克表示，研发疫苗是加强国际合作、抗击新冠肺炎的新起点。新冠肺炎病毒还是个未知数，没有研发出特效药，疫苗应用也尚需时日，需要攻克的技术与关卡重重，应进一步充分发挥科技利器的关键性作用，做好科研力量布局，攻克防疫难点，加速科研转化，不断强化科研攻关的深度和重大疫情防范的力度。加强疫情信息通报、防控和诊疗经验分享，加快药物、疫苗、检测等方面科研攻关和联合研发，有效防止疫情跨境传播。尤其是抓紧新冠疫苗和药物的研发工作，力争我国在全球120多种正在研发的新冠疫苗中率先进入临床试验，并研制最好的疫苗和最佳治疗方案，待研发完成并投入使用后作为全球公共产品，为实现疫苗在发展中国家的可及性和可担负性作出中国贡献。要继续加强全球科技合作以及合作体系的建设，打造开放的平台，让全世界科技工作者能在平台之上互相交流，分享数据，更好应对新冠疫情。积极参与并用好世卫组织宣布并正在发起建立的"新冠肺炎技术获取池"，通过开放的科学研究，加快新冠肺炎疫苗、检测、治疗及其他技术的研发，加快产品生产，使人们更快、更公平地获得现有和新的新冠肺炎防控技术与产品，促进科学、技术创新。

（四）加强宏观政策协调，对冲全球经济严重衰退

世界银行发布 2020 年第 6 期《全球经济展望》表示，新冠肺炎疫情或将使全球经济陷入第二次世界大战以来最严重的衰退，预计全球经济在今年收缩 5.2%。疫情导致全球公共卫生和世界经济双重危机，使得世界经济韧性和全球经济治理遭遇严峻考验，能否推动世界经济在新的起点上实现繁荣发展，取决于国际社会能不能秉持人类命运共同体理念，联手加大宏观政策对冲力度，维护全球产业链供应链稳定，防止世界经济持续陷入严重衰退的泥坑。尤其是当前全球疫情扩散蔓延势头猛，各国境外输入风险大，疫情走势及其对经济社会的冲击还在聚集，只有采取强有力的国际宏观经济政策协调，强化全球公共事务协同治理，才能将疫情给经济社会带来的负面影响降到最低。诺贝尔经济学奖获得者约瑟夫·斯蒂格利茨认为，加强合作、深化协调对全球经济复苏至关重要，各国要发挥财政、货币政策的引导作用，建设具有韧性、健康、绿色的经济模式。各国宏观政策协调应及时作出必要的机制性沟通和安排，推进国际秩序朝着更加公正合理的方向发展，为世界和平稳定提供制度保障。要实施积极有效的财政和货币政策，既深挖传统领域合作潜力，更拓展新兴领域合作，维护全球产业链供应链稳定畅通，最大限度减少疫情对世界经济的影响。建议强化多边框架内的沟通和协作，主要国家央行通过货币互换等手段维护货币金融稳定，世界银行等国际组织应运用各种工具促进跨境资本有序流动，避免汇率市场等国际金融市场大幅波动，建立和完善区域或者全球稳定基金，完善多层面国际经济金融风险防控机制，守住不发生系统性风险的底线。还应构建应对疫情的常态化沟通协调机制，建议针对不同时期不同问题及时沟通，避免政策出现对冲或者形成对抗，推动各国在汇率、关税、

—57—

全球疫情防控应构建人类命运共同体

贸易壁垒及资本管制等方面保持良好的合作环境，促进贸易投资自由化与便利化，携手推动世界经济实现强劲、可持续、平衡、包容增长，使全人类共享安宁、共享健康。

（2020 年 6 月 6 日）

中医药产业国内国际双循环大有可为

2020 年 5 月 23 日，习近平总书记看望参加全国政协十三届三次会议的经济界委员并参加联组会时强调，要坚持用全面、辩证、长远的眼光分析当前经济形势，努力在危机中育新机、于变局中开新局，发挥我国作为世界最大市场的潜力和作用。……面向未来，我们要把满足国内需求作为发展的出发点和落脚点，加快构建完整的内需体系，大力推进科技创新及其他各方面创新，加快推进数字经济、智能制造、生命健康、新材料等战略性新兴产业，形成更多新的增长点、增长极，着力打通生产、分配、流通、消费各个环节，逐步形成以国内大循环为主体、国内国际双循环相互促进的新发展格局，培育新形势下我国参与国际合作和竞争新优势。中医药是中华民族的瑰宝，已广泛传播全世界，并在这次抗疫中频频出彩，是打造人类健康共同体的重要抓手。中医药产业的国内市场潜力巨大，国际市场更是待掘之"金矿"，处于构建国内国际双循环相互促进新发展格局的前沿，有必要抓住机遇下好先手棋。

一、中医药产业国内国际双循环恰逢其时

加快形成国内国际双循环相互促进的新发展格局，是党中央积极应对当前国内国际形势的新变化和新挑战，进一步推动经济高质量发展的重大战略部署。中医药之所以能够经过 5000 年历史长河仍旧历久弥新、焕发强大的

生命力，根本原因是广大人民群众日常生活需要它，因而具有超大规模市场优势和内需潜力，能够实现国内供给与需求的大循环，加快形成统一的全国市场，同时也获得国际社会的普遍认可，能够高效服务国外需求，深度融入国际循环，最终形成供给与需求的国内国际良性循环，进而释放出巨大的发展活力。世界卫生组织指出，世界要以开放的头脑接受传统医药，而传统医药被广泛接受依赖于疗效的肯定，其中的关键环节在于研究方法的科学性。不仅如此，当前中医药产业也遇到了千载难逢的发展机遇。

（一）习近平总书记关于中医药的重要论述，为中医药产业双循环发展提供了科学指南

党的十八大以来，以习近平同志为核心的党中央高度重视中医药事业发展，从国家战略的高度作出系统谋划和周密部署，提出一系列发展中医药的新思想新论断新要求，为新时代中医药工作指明前进方向。2010 年 6 月 20 日，习近平在澳大利亚墨尔本出席皇家墨尔本理工大学中医孔子学院授牌仪式时说，中医药学凝聚着深邃的哲学智慧和中华民族几千年的健康养生理念及其实践经验，是中国古代科学的瑰宝，也是打开中华文明宝库的钥匙。2013 年 9 月 13 日，国家主席习近平在上海合作组织成员国元首理事会第十三次会议上的讲话指出，传统医学是各方合作的新领域，中方愿意同各成员国合作建设中医医疗机构，充分利用传统医学资源为成员国人民健康服务。2015 年 2 月 15 日，习近平总书记在考察西安市雁塔区电子城街道二〇五所社区中医馆时的讲话中指出，开设中医科、中药房很全面，现在发展中医药，很多患者喜欢看中医，因为副作用小，疗效好，中草药价格相对便宜，他自己也喜欢看中医。2015 年 12 月 22 日，习近平总书记致信祝贺中国中医科学院成立 60 周年时强调，中医药学是中国古代科学的瑰宝，也是打开中华文明宝库的钥匙。当前，中医药振兴发展迎来天时、地利、人和的大好时机，希望广大中医药工作者增强民族自信，勇攀医学高峰，深入发掘中医药宝库中的精华，充分发挥中医药的独特优势，推进

中医药现代化，推动中医药走向世界，切实把中医药这一祖先留给我们的宝贵财富继承好、发展好、利用好，在建设健康中国、实现中国梦的伟大征程中谱写新的篇章。2016 年 8 月 19 日，习近平总书记出席全国卫生与健康大会时的讲话中指出，要着力推动中医药振兴发展，坚持中西医并重，推动中医药和西医药相互补充、协调发展，努力实现中医药健康养生文化的创造性转化、创新性发展。2017 年 7 月 6 日，国家主席习近平致金砖国家卫生部长会暨传统医药高级别会议的贺信中指出，传统医药是优秀传统文化的重要载体，在促进文明互鉴、维护人民健康等方面发挥着重要作用。中医药是其中的杰出代表，以其在疾病预防、治疗、康复等方面的独特优势受到许多国家民众的广泛认可。2018 年 7 月 23 日，国家主席习近平在南非媒体发表署名文章《携手开创中南友好新时代》中强调，中国中医药企业正积极开拓南非市场，为南非民众通过针灸、拔罐等中医药疗法祛病除疾、增进健康提供了新选择。2019 年 10 月，习近平总书记对中医药工作作出重要指示，指出中医药学包含着中华民族几千年的健康养生理念及其实践经验，是中华文明的瑰宝，凝聚着中国人民和中华民族的博大智慧。新中国成立以来，我国中医药事业取得显著成就，为增进人民健康作出了重要贡献。要遵循中医药发展规律，传承精华，守正创新，加快推进中医药现代化、产业化，坚持中西医并重，推动中医药和西医药相互补充、协调发展，推动中医药事业和产业高质量发展，推动中医药走向世界，充分发挥中医药防病治病的独特优势和作用，为建设健康中国、实现中华民族伟大复兴的中国梦贡献力量。2020 年 6 月 2 日，习近平总书记主持召开专家学者座谈会并发表重要讲话指出，中西医结合、中西药并用，是这次疫情防控的一大特点，也是中医药传承精华、守正创新的生动实践。要加强古典医籍精华的梳理和挖掘，建设一批科研支撑平台，改革完善中药审评审批机制，促进中药新药研发和产业发展。要加强中医药服务体系建设，提高中医院应急和救治能力。要强化中医药特色人才建设，打造一支高水

中医药产业国内国际双循环大有可为

平的国家中医疫病防治队伍。要加强对中医药工作的组织领导，推动中西医药相互补充、协调发展。习近平总书记的系列重要讲话和重要指示批示精神，无不体现出党中央对中医药事业的关怀重视，彰显出中医药作为中华文明瑰宝的价值，也折射出中医药在国家经济社会发展大局中的战略地位以及对于维护全人类健康的重要贡献，同时也为中医药产业双循环发展提供了科学指南。

（二）中医药在防控新冠肺炎疫情中取得明显功效，打出了中医药产业双循环发展的金字招牌

岐黄之术，历久弥新。中医药有它自己的特质，有着不可替代的作用。《素问·遗篇·刺法论》有"小金丹……服十粒，无疫干也"的记载，说明我国很早就开始了中药预防的工作。中医药在防治传染病方面有着突出的特色和优势，为中华民族的健康和繁衍生息作出了不朽的贡献，在新中国的几次重大传染性疾病救治中表现突出。这次突发性新冠肺炎疫情在早期没有特效药、没有疫苗的情况下，我国组织中医药专家深入发掘古代经典名方，结合临床实践，形成了中医药和中西医结合治疗新冠肺炎的诊疗方案，成为中国方案的重要特色和优势，筛选出金花清感颗粒、连花清瘟胶囊、血必净注射液和清肺排毒汤、化湿败毒方、宣肺败毒方等有明显疗效的以"三药三方"为代表的一批有效方药。从目前临床的观察来看，其对重型和危重型病人的治疗有四个方面的作用：减少了轻症和普通型病人向重型的转化，减少了重型向危重型的转化，用于重型和危重型病人的治疗，用于重型和危重型病人的康复。应该说，中医药在普通型和重型的转化过程中已经看到了疗效，在重症治疗中发挥了一定的作用，在康复治疗中有非常重要的作用。据统计，我国新冠肺炎确诊病例中，7万余人使用了中医药，占91.5%。临床疗效观察显示，中医药总有效率达90%以上。尤其是得到普遍使用的清肺排毒汤，就来源于张仲景《伤寒杂病论》记载的四个经方：麻杏石甘汤、射干麻黄汤、小柴胡汤、五苓散。清肺排毒汤

的治疗有效率为97.78%，轻症患者没有一例在服用清肺排毒汤之后转为重症或危重症。这次的实践再次充分证明，中医药学这个老祖宗留下来的宝贵财富屡经考验，历久弥新，值得珍惜，它依然好使、管用，并且经济易行。中医药抗击疫情不仅彰显了中医药的威力，也彰显了中华文化的强大生命力和中华文明的永恒魅力。不仅如此，中国及时向世界介绍了中医药防治新冠肺炎的重要作用及有效药物。现在中国已通过远程视频交流、提供技术方案等，向日本、韩国、意大利、伊朗、新加坡等国家分享救治经验。我们已经向意大利、法国等国和我国港澳地区等十几个国家和地区捐赠中成药、饮片、针灸针等药品和器械。现在中医药已传播到183个国家和地区，103个世卫组织会员国认可使用中医针灸，第72届世界卫生大会通过的国际疾病分类第十一次修订本纳入了基于中医药的传统医学章节。酒香不怕巷子深，中医药在海外市场火了，背后是国际社会对其抗疫功效的认可。在美国纽约一家中药房，店员正忙着用中药秤为顾客称金银花、桂枝等草药。新冠肺炎疫情在全球多点暴发以来，国际社会日益关注中医药抗疫功效，中医药在海外市场升温。在海外社交媒体上，多国网友纷纷表达了对中医药的期待与信任。印度网友说，中国临床经验表明，中医药对90%的新冠病例有效，中国百岁老人在感染新冠病毒后康复了，他使用了抗病毒药物、康复期血浆和传统中医药。美国网友称，中国90%以上的新冠肺炎患者都接受了中医药治疗，是不是值得了解一下呢？比利时网友说，在中国的这些年里，切身体会到中医药对健康的益处，中国在用中医药治疗、遏制新冠病毒方面的研发至关重要，他会鼓励比利时及周边的欧洲国家将中医药纳入新冠肺炎的治疗方案。由此可见，中医药已经体现出了特别明显的功效，这更让人们感受到在世界范围内发展中医药的价值和意义。预计未来，中医药国际市场潜力巨大。综观世界其他国家和地区疫情发展，以及复盘中国防控疫情的胜利，或许中医药正是我们制胜的关键。中国外文局对外传播研究中心从2012年开始连续开展了中国国家形象全球调查，从已经发布的 6 次调查结果看，中医与中餐、武术一直是海外受访者认为最能代表中国文化的三大元素，中医基本排第二名（2015 年排第一名）。海外受访者接触或体验中医药文化的比例以及好感度都呈上升趋势。2018 年调查结果显示，31% 的受访者接触或体验过中医药文化，其中 81% 的人对中医药文化持有好印象，比上次调查好感度大幅提升。

（三）中央和地方密集出台政策支持中医药发展，为中医药产业双循环发展奠定了制度基础

新中国成立以来，党和政府一贯高度重视中医药发展。新中国成立初期，我们把"团结中西医"作为三大卫生工作方针之一，确立了中医药应有的地位和作用。1982 年修订的《中华人民共和国宪法》规定，发展现代医药和我国传统医药，保护人民健康，为中医药发展和法律制度建设提供了根本的法律依据。1997 年 1 月发布的《中共中央、国务院关于卫生改革与发展的决定》指出，中西医并重，发展中医药。2003 年，我国正式颁布第一部中医药行政法《中华人民共和国中医药条例》，明确指出中医药是中华民族优秀的传统文化，是我国医学科学的重要组成部分，是中国卫生事业独具的特色。2009 年，国务院颁布实施《关于扶持和促进中医药事业发展的若干意见》，逐步形成了相对完善的中医药政策体系。党的十八大以来，党和政府把发展中医药摆上更加重要的位置。党的十八大和十八届五中全会提出"坚持中西医并重""扶持中医药和民族医药事业发展"。2016 年，中共中央、国务院印发《"健康中国 2030"规划纲要》，作为今后 15 年推进健康中国建设的行动纲领，提出了一系列振兴中医药发展、服务健康中国建设的任务和举措。国务院印发《中医药发展战略规划纲要（2016—2030 年）》，把中医药发展上升为国家战略，对新时期推进中医药事业发展作出系统部署。2016 年 12 月，全国人大常委会通过并正式发布了《中华人民共和国中医药法》，首次从法律上对中医药文化传承进行制度性规定，为中医药事业发展提供了法律保障。党的十九大报告提出，坚持中西医并重，传承发展中医药事业，

这也是基于深沉的文化自信作出的战略部署。2019 年 10 月，中共中央、国务院发布《关于促进中医药传承创新发展的意见》，为新时代中医药创新发展指明了方向。在此基础上，不少地方都把中医药作为经济社会发展的重要内容纳入相关规划，制定促进中医药传承创新发展的若干措施，对农业生产者自产中药材免征增值税，对月销售额 10 万元以下（含 10 万元）的增值税小规模纳税人免征增值税，对纳税人从事中药材种植所得免征企业所得税；开展中医药购销行业农产品增值税进项税额核定扣除试点；将入驻中医药产业园区企业 3 至 5 年内的地方税收留成新增部分（以 2020 年为基数），用于支持企业发展和园区公共技术服务平台建设；引导金融机构开展应收账款融资、动产融资、银税合作、资产证券化等融资服务，加大对中医药重大项目、重大技术推广、重大装备应用的融资支持力度；等等。所有这些法律政策举措奠定了中医药产业双循环发展的制度保障。

（四）国内健康服务需求升级加快和国际中医药交流提速，为中医药产业双循环发展创造了巨大需求空间

从国内看，随着我国人民生活水平的不断提高和消费结构的升级，农村城市化进程不断深入，更多的人认识到了健康的重要性，医药产业在其可支配收入中的比例明显增加。相对化学及生物制药而言，中药在健康保健方面有着明显的优势，中药在国际上越来越受到重视，绿色消费为越来越多的人所接受。目前我国中成药有 2000 多家 GMP 制药企业，从传统的丸、散、膏、丹等发展到现代的滴丸、片剂、膜剂、胶囊等 100 多种剂型，品种达 1.4 万余个，有 6 万个药品批准文号。中药工业总产值近 9000 亿元，占医药产业总量的近 30%，成为新的经济增长点；中药出口额达 37.2 亿美元，海外市场潜力很大。有专业机构预计，到 2020 年，中国中医药大健康产业将突破 3 万亿元，年均复合增长率约 20%，约占整个大健康产业规模的三分之一。全国已有 98.5% 的社区卫生服务中心、97.0% 的乡镇卫生院能够提供中医药服务。从国际看，传统医学的治疗理念正逐渐被世界所接

受，传统医药受到国际社会越来越多的关注，世界范围内对中医药的需求日益增长，这为中医药的发展提供了广阔的空间。在推动中医药全球发展方面，中医药已传播到 183 个国家和地区。根据世界卫生组织统计，目前 103 个会员国认可使用针灸，其中 29 个设立了传统医学的法律法规，18 个将针灸纳入医疗保险体系。中药逐步进入国际医药体系，已在俄罗斯、古巴、越南、新加坡和阿联酋等国以药品形式注册。有 30 多个国家和地区开办了数百所中医药院校，培养本土化中医药人才。在中国政府的倡议下，第 62 届、第 67 届世界卫生大会两次通过《传统医学决议》，并敦促成员国实施《世卫组织传统医学战略（2014—2023 年）》。目前，中国政府与 40 多个国家、国际组织和地区主管机构签订了专门的中医药合作协议。2019 年 5 月 25 日，第 72 届世界卫生大会审议通过了《国际疾病分类第十一次修订本（ICD-11）》，首次纳入起源于中医药的传统医学章节。中国已向亚洲、非洲、拉丁美洲的 69 个国家派遣了医疗队，基本上每个医疗队中都有中医药人员，约占医务人员总数的 10%，挽救了许多垂危病人的生命，得到受援国政府和人民的充分肯定。中医药行业还积极参与国家"一带一路"建设，积极扩大我国与沿线国家在中医药领域的合作，并取得积极成效。我国出台《中医药"一带一路"发展规划（2016—2020 年）》，为推动中医药"一带一路"建设作出了顶层设计。中医药行业积极参与国家"一带一路"国际合作高峰论坛，并将中医药内容纳入论坛成果清单；通过中医药国际合作专项，支持行业机构开展"一带一路"建设。

二、中医药产业国内国际双循环困难重重

尽管目前中医药产业国内国际双循环赢得了得天独厚的优势和先机，但这并不代表中医药产业国内国际双循环就会一帆风顺地推进，并取得立竿见影的巨大成效。这是因为我国中医药产业在快速健康发展的同时，也不可避免地遇到了不少瓶颈和问题。有的是长期以来累积起来的老问题，

有的是传承发展中出现的新矛盾，有的是已经解决的老问题反弹回潮形成的痼疾，所有问题交织叠加在一起，使得促进中医药产业国内国际双循环面临重重困难。尤其是以下四个方面的问题亟待破解。

（一）中药资源无序开发，产品附加值比较低

我国是世界上中药资源最丰富的国家。全国第三次中药资源普查结果显示，我国现有中药资源种类 12807 种，其中植物药 11146 种，动物药 1581 种，矿物药 80 种，仅对 320 种常用植物类药材进行统计，其总蕴藏量就达 850 万吨左右。第四次全国中药资源普查阶段性成果揭示又发现 79 个新物种，其中近六成有潜在药用价值。但经过几十年的长期无序开发，生物多样性受到严重破坏，许多中药材资源优势转化不成经济优势，导致中医药产业的规模水平远不尽如人意，一直难以做大做强。目前全国包括中成药和饮片的中药工业销售收入还不足 1 万亿元，不足医药工业总产值的三分之一，在每年 GDP 中的占比也不足 2%，尤其是与西医相比，中医药在整个医疗市场中所占的份额还很小。而且由于各地盲目发展、低水平重复建设，在生产环节多为加工增值不高的低档次品种，国内销售环节的大部分药材以原材料为主，出口的主要品种属于初加工制品和低附加值的中药材原料，品牌效应差，出口附加值低。

（二）种植生产加工粗放，行业标准不够规范

目前中药材种植以农户散种为主。农户不懂得高品质药材的生长规律，把中药材种植与普通农作物一样对待，缺乏对种植药材土地成分、气候和光照条件以及施肥打药方面的科学专业的指导和操作，整个种植加工过程粗放，使得中药材质量下降。更为重要的是，我国当前中医药行业标准不够规范、系统，中药材的种植、加工、贮运、销售、临床用药及各环节监管方面的标准规范都存在短板。最典型的是，由于中药材的种子种苗及生产过程缺乏标准，超量滥用化肥、农药和植物生长激素现象频发，社会上不断出现中医药重金属含量超标、中药有毒、中药产生有害残留物等

现象。有的种植户为了短期利益不按时节采摘，有的药商贮存运输温度控制不当，为了避免霉变、虫蛀、粘连、风化、腐烂，甚至使用硫磺熏蒸中药材，导致二氧化硫超标、二次污染，严重影响中药的疗效，不仅治不了病，甚至还损害肌体健康，让病患雪上加霜。

（三）技术研发投入不足，科技含量有待提高

目前中医药企业在研发费用上面的投入严重不足。2018 年全球研发投入前 20 强的企业中，制药和生物技术企业占 5 席，研发投入占比平均高达 16.6%。综合我国 70 个上市中药企业的研发投入平均值仅为 3.47%，其中最高投入占比为 12.6%，最低的只有 0.2%。这说明，我国中药企业在产品的创新与研发方面投入的精力少，导致许多中医药优势尚未被完全发掘出来，生产出来的中药产品科技含量自然较低。调查了解到，有的中医药企业没有设立专业的研发部门，研发投入的资金严重不足，中药研究科技人员的专业水平较低，在产品研发、质量标准、工艺及包装等方面都缺乏深入研究，模仿多于创新，没有核心技术，科技含量低，缺乏高端产品。有的中医药企业虽然内设了自主研发平台，但由于新药研发投入大、周期长、风险高，加上国家对新药评审要求调整，对新药的要求更加苛刻和严格，因此企业对新药产品研发动力不足，宁可吃老本也不想研发新药。有的中医药生产企业、科研机构和高等院校各自为政，缺乏交流和配合，医药研究与临床脱钩严重，指标不与临床疗效结合，导致许多研究成果不能转化，医药技术创新和科技成果迅速产业化的机制尚未完全形成。还有一些种植基地和科研机构因自身经济利益的关系，放弃了基础性技术推广和生产种植指导工作，把研发实力和精力都转向短期内能见效益的其他非中医药项目。

（四）名医国医青黄不接，医术医方传承断层

中医讲究望闻问切的辨证诊断和治疗，具有独特理论和技术方法，对医德医术的要求极高，需要有厚实的理论基石和丰富的把脉经验。中国科学技术信息研究所中医药战略研究课题组的调查数据显示，中华人民共和国成立

之前，我国有中医 80 万人，1949 年为 50 万人，在对一些地区和县级中医院的调研后估计，其中只有 10% 的中医开汤药处方。国家卫生健康委员会公布的《2019 年我国卫生健康事业发展统计公报》显示，截至 2019 年底，全国中医类别执业（助理）医师有 62.5 万人，以此类推，真正能用中医把脉治病的大约有 6 万人。中华人民共和国成立初期的第一代名中医已经没有了，第二代名中医现在也已年逾古稀。一些中医药大学的老师反映，现在的大学生根本不背方子，有的连汤头歌都说不出来，名义上中医药研究生毕业，把脉开药还真不如以前的大专生。中医不仅后继乏人，而且也后继乏术。传统制剂炮制工艺复杂，掌握传统炮制工艺的炮制工作者多数已古稀，能够真正传授传统炮制技艺，讲解《雷公炮炙论》《炮炙大法》的专家凤毛麟角，导致一些中药经验鉴别技术、炮制技术、中药特色治疗技术等出现传承断层现象。

三、守正开新推动中医药产业双循环发展

中医药是瘟疫和传染病的克星，也是中国人健康长寿的守护神，对中华民族繁衍生息和中华文明源远流长功不可没。随着经济社会发展和人民生活水平的提高，以及人口老龄化不断加深和《"健康中国 2030"规划纲要》的实施，中医药产业将成 21 世纪最具发展潜力的黄金产业，将迎来更大的发展机遇。当前新冠疫情剧烈冲击全球经济，各经济体战"疫"形势严峻。面对国内外风险挑战明显上升的复杂局面，我们应把握发展大势，统筹国内国际两个市场、两种资源，充分发挥中医药独特优势，全面提升中医药服务能力，在加快传承创新中高水平开放，在高水平开放中加快传承创新，逐步形成以国内大循环为主体、国内国际双循环相互促进的新发展格局，确保全球供应链产业链价值链稳定，在内外兼修、守正开新中推动中医药产业高质量发展。为此，有必要采取以下应对之策。

（一）在保护中药资源中推动中医药产业做强做大

结合第四次全国中药资源普查，实施野生中药材资源保护工程，建

中医药产业国内国际双循环大有可为

设规模适宜的野生中药资源保护区、药用植物园、种质资源库和野生药材繁育基地，鼓励珍稀濒危中药材替代药品的研究和开发利用。加快资源紧缺、濒危野生药材的人工繁育与培育。建立国家大型药用动植物基因库，建立国家级大型药用植物（动物）种质基因库和野转家种、引种栽培研究试验基地，收集、保存并运用现代技术研究药用种质基因，开展各种形式的合作和多学科交流，加强中药资源保护工作。强化中药材道地产区环境保护，严格农药、化肥、植物生长调节剂等使用管理，分区域、分品种完善中药材农药残留、重金属限量标准。出台政策措施，推进"中药＋旅游""中药＋互联网""中药＋医养""中药＋科研""中药＋会展"等多元发展模式，加速形成多点支撑多业融合的产业体系。推进中药生产现代化和中药工业数字化、网络化、智能化建设，加强技术集成和工艺创新，加速中药生产工艺、流程的标准化、现代化。

（二）完善标准体系促进生产加工销售规范化

应构建符合药物基本属性、基于药效成分的现代中药质量标准体系，加快修订现有中药材标准、中药饮片炮制规范，研究制定新的中药材标准、中药饮片炮制规范，全面推进标准规范体系建设，优化标准审批流程，落实标准复审要求，缩短标准制定周期，加快标准更新速度。同时尽快出台相关的中药材种植养殖、采集、贮存和初加工的技术规范，强化对中药饮片、中药配方颗粒以及道地药材的技术标准制定，加快中药数字化标准及中药材标本建设，对道地中药材产供销实施全程管理、全程监督、全程服务。还要完善中药材质量评价标准，建立中药材"从农田到临床"的全流程质量可追溯体系，通过信息记录、查询和问题产品溯源，建设"来源可知、去向可追、质量可查、责任可究"的管理系统，实现全过程质量跟踪与溯源，严格把好中药材质量关。

（三）弘扬"青蒿素精神"，提高中医药科技含量

鼓励中药企业积极投入研发活动，加大科技创新投入比例，适当限制

产品销售经费占比，设立奖惩机制，引导中药企业重视科技研发。引导社会资源参与中药科技创新，完善中药新药研发不同阶段的合作机制，建立立项研究、药学研究、临床前和临床研究等多个阶段的产品标准和转让交易平台，为市场化资源的引入提供规范的渠道。建立一套具有中医药特色的科技创新评价系统，为产业现状和发展定位提供清晰量化结果。加大医保对中医药的倾斜力度，对一些能够通过中医门诊施行的中医技术、中药治疗方法，将其所需的合理费用纳入医保报销范围。培养一批具备高水平创新能力的科技团队和生产技术团队，形成若干中药全产业链产品和技术孵化基地，完善公司的科技创新管理模式和产学研协同体系，加大力度筛选一批以道地大宗药材为主要原料、有市场潜力的中成药品种，从原料基地建设、二次开发、市场营销等环节重点予以扶持，实现全产业链深度开发。加强传统中药制剂知识产权保护和运用，赋予中医药科研机构和人员更大的自主权，建立知识产权和科技成果转化权益保障机制，允许医疗机构在中药制剂标签、说明书等方面对核心信息实施必要保护。

（四）创新人才培养模式确保医术可传承

大力发展中医药教育，鼓励师傅带徒弟，允许大专院校根据需求改革学制和招生制度，开设中医青少年班、中医经典传承班，招收中医世家或传统文化底子厚、发展潜力大的各类学生，有针对性地培养未来的国医名师、国际化中医使者以及服务基层群众的实用型人才。大规模开展中医药继续教育，加强对医务人员特别是城乡基层医务人员中医药基本知识和技能的培训。加强中医药启蒙教育，将《黄帝内经》、《医学三字经》、《药性赋》和《汤头歌诀》中简单易学的内容选入小学课程，将传统中医史话名篇选入中学语文和历史课本，在周末或假期组织学生到中医院、社区卫生服务中心等地观摩。鼓励中医药大学和中医医院与中小学开展"大手拉小手"的中医药夏令营（如涉及中药材的辨认、采集、培育、炮制）活动。实施中医药文化科普宣传系列项目，推动中医药科普文化进乡村、社区、家庭、机关、院校、企业，开发科学易懂、贴近生活的中医药文化科普创意产品和文化精品。组织力量做好名老中医临床经验的发掘、整理和传承，总结和学习国医大师临床诊疗经验，开展中医古籍文献、古方、单验方及特色诊疗技术资源普查，抢救濒临失传的珍稀和珍贵古籍文献，做好传统制药、鉴定、炮制技术及老药工经验的挖掘整理和传承推广。

（五）推动中医药"走出去"，形成国际国内双循环

新冠疫情为中医药走向世界提供了一个契机，但中医药真正走向世界还有很长的路要走。加快实施中医药"走出去"战略，积极支持国内企业在"一带一路"沿线国家发展中医药服务贸易与产业基地，创建若干个综合实力强、国际影响力突出的中医药服务贸易示范区，设立中医保健服务中心及经销店，通过"以医带药""以药促医""以文兴药"等方式推动成熟的中药产品在海外注册认证及推广应用，积极开拓国际市场。大力支持高等院校和科研机构设立中医药海外中心，一方面，通过海外办学讲好中医药故事，让中医药文化基因在异国他乡生根发芽，引领带动国外对中医药的科学认同；另一方面，加强中医药临床疗效研究，并主动与西方医学联合攻关，促进中医药原创思维与现代科技融合发展，提升中医药科技创新的国际影响。建议优先选择在"一带一路"沿线国家和地区建立中医药产业共同体，合作共同规划布局道地药材的野生品种保护与利用、野生品种驯化种植与开发，运用先进的药材驯化和种植技术实现高质和高产，形成中药资源产业供应链价值链。要树立产权保护意识，加强中药知识产权的保护力度，积极为中药产品和技术申请专利。也要利用互联网、人工智能等现代传播技术手段，打造中医药文化国际信息交流与传播平台，实施中医药典籍翻译和出版工程，加强中药产业文化传播，让更多的中医药典籍活跃在世界医学的舞台上。

（2020 年 6 月 24 日）

财税篇

应当提高企业研发费用加计扣除标准

创新是引领发展的第一动力，科技是战胜困难的有力武器。早在 2018 年 5 月 28 日，习近平总书记在中国科学院第十九次院士大会、中国工程院第十四次院士大会上的讲话中指出，"要推动企业成为技术创新决策、研发投入、科研组织和成果转化的主体，培育一批核心技术能力突出、集成创新能力强的创新型领军企业。要发挥市场对技术研发方向、路线选择、要素价格、各类创新要素配置的导向作用，让市场真正在创新资源配置中起决定性作用。要完善政策支持、要素投入、激励保障、服务监管等长效机制，带动新技术、新产品、新业态蓬勃发展。"2020 年 2 月 3 日，习近平总书记主持中共中央政治局常委会会议并发表重要讲话，指出"战胜疫病离不开科技支撑"，强调"要加大科研攻关力度"，对进一步激发科技在疫情防控阻击战中的"战斗力"作出全面动员和部署。2 月 10 日，习近平总书记在北京调研指导新型冠状病毒肺炎疫情防控工作时强调，加大科研攻关力度，加快筛选研发具有较好临床疗效的药物，组织高校、科研院所、企业进行科研攻关，加大相关试剂、疫苗、药品的研发力度，争取早日取得突破。

企业研发费用加计扣除政策，是实施更大规模减税降费的关键举措，对减轻企业创新实际税负、激励企业开展研发活动、提高科技创新力和竞争力，都具有特殊而积极的重要作用。特别是将研发费用加计扣除标准由 50% 提高至 75%，近两年直接减税 1500 亿元以上，企业研发项目和经费投入均呈快速增长态势。在近期的调研中了解到，这项政策的含金量高，支持力度大，减税效应明显，实施效果突出，各方面普遍赞誉。但也有不少企业反映，现行扣除标准比较低，有必要进一步提高，既可以用更大力度帮助企业渡过眼前难关，也可以为研发"硬科技"蓄积发展后劲，推动高质量发展和迈进创新型国家行列。面对当前疫情的严峻复杂形势，有必要进一步提高企业研发费用加计扣除标准，加快推动有针对性的药物研发，为战胜疫病提供专业和科技保障。

一、提高企业研发费用加计扣除标准势在必行

研发能力是企业永续发展的核心竞争力，研发费用加计扣除政策是提高企业研发能力的助推器。我国从 1996 年开始实行研发费用税前加计扣除政策，长期采用 50% 的加计扣除标准。2008 年实施的《企业所得税法》及实施条例，首次从法律上规范了研发费用加计扣除，重新确立了 50% 的法定扣除标准。2017 年，科技型中小企业享受研发费用加计扣除标准由 50% 提高到 75%。2018 年，75% 的研发费用加计扣除由科技型中小企业"专享"扩大至所有企业"普惠"，但被列入负面清单之内的研发活动和有关行业，不适用税前加计扣除政策。从调研情况看，提高研发费用加计扣除标准的理由不外乎以下四个：

（一）有利于实现研发经费投入强度达到 2.5% 的预期目标，确保全面建成小康社会和"十三五"规划圆满收官

研发经费投入强度是衡量一国科技投入水平的核心指标。《国家中长期科学和技术发展规划纲要（2006—2020 年）》曾经提出，"到 2020 年，全社会研究开发投入占国内生产总值的比重提高到 2.5% 以上。"《中华人民共和国国民经济和社会发展第十三个五年规划纲要》设有一个预期性目标，也即到今年末研发经费投入强度达到 2.5%。我国是仅次于美国的世界第二大科研经费投入大国，2014 年至 2018 年的研发经费投入强度分别为 2.05%、

2.06%、2.11%、2.15% 和 2.14%，尽管一直稳定在 2% 以上，但离 2.5% 的预期目标尚有距离。如果今年 GDP 增长能保证 6% 的速度，研发经费投入强度要实现预期目标，至少应确保今年研发经费达到 2.6 万亿元。根据近5 年我国企业研发经费支出平均 11.87% 的增长速度推算，今年企业研发投入研发经费的预测值大体为 2.2 万亿元，尚有 4000 亿元的缺口。在当前国内外经济形势更加严峻的情况下，企业为了保生存很难主动大幅增加研发投入。只有提高研发费用加计扣除标准，通过政府减税让利活水、靶向施惠，激发企业研发内在动力，才有可能确保如期实现"十三五"规划 2.5%的预期目标。

（二）有利于支持企业加大设备更新和技改投入，发挥企业引领科技创新的积极作用，加快提升科技实力和创新能力

近年来我国企业研发经费投入成长较快，企业在研发创新中的主体地位日益凸显。从规模看，企业研发经费投入 2014 年至 2018 年分别为 1 万亿元、1.09 万亿元、1.21 万亿元、1.37 万亿元和 1.52 万亿元，总体上净增5162 亿元，年均增量过千亿元。从占比看，企业研发经费支出在全国研发经费总支出中的占比年均值为 77.19%，单独年份相对稳定在 76.7%~78%之间，企业研发经费对全社会研发经费增长的贡献已超过 75%，在世界上也是少有的。从增幅看，2014 年至 2018 年分别为 10.6%、8.2%、11.6%、12.5% 和 11.5%，年均增长为 10.28%，对 R&D 经费增长的贡献接近 76%。尽管如此，但我国企业基础研究严重不足，原始创新能力薄弱，不少"卡脖子"关键核心技术短板亟待研发攻关。提高研发投入加计扣除标准，就是构建有全球竞争力的研发费用税收优惠，鼓励企业增加基础研究投入，推动卡脖子关键核心技术取得突破。

（三）有利于进一步减轻企业负担，缓解企业融资难融资贵难题

形势逼人，挑战逼人，使命逼人。有的企业反映，当前资金吃紧，应收账款增加，盈利能力在下降，新一轮融资难融资贵似又卷土重来，实体

应当提高企业研发费用加计扣除标准

经济严重"贫血",真正从事研发的企业得不到资金支持,提升技术创新能力心有余而力不足。有调查显示,2019 年中关村 138 家民营上市公司中有 92 家企业增加应收账款 247.48 亿元,户均 2.69 亿元,应收账款占营业收入的比例高达 54%,创历史新高。由此带来一系列连锁反应,资金周转不畅通、融资成本抬高、老账新账叠加等等挤压研发,导致部分研发项目只能搁浅延缓。提高研发投入加计扣除标准,无异于从税制供给端再次发力,在推动进一步降低企业税负的同时,改善中小微企业研发资金短缺状况,有效缓解企业融资难融资贵问题。

（四）有利于提高税制国际竞争力,赢得企业研发国际税收竞争新优势

满眼生机转化钧,天工人巧日争新。研发是经济增长的重要驱动力,研发税收优惠备受世界重视。当前围绕企业研发的国际税收竞争加剧,各国对世界研发资源的争夺加剧。在实行研发费用加计扣除政策的国家中,加计扣除标准大体在 50%~300% 之间,我国 75% 的加计扣除标准尚处于国际中下水平。虽然有些国家研发费用加计扣除标准低于我国,但企业所得税率远低于 25%,相比较之下,我国的加计扣除标准明显偏低。更何况很多国家加计扣除标准远高于我国。比如,丹麦对用于基础研究的经常费用、机器设备和建筑物支出实行加计扣除比率是 125%。匈牙利研发费用加计扣除的基准比率是 100%,对形成知识产权的可以享受 150% 的加计扣除。新加坡的基本加计扣除比率是 100%,对特定研发的前 40 万新元支出可按 150% 或 200% 扣除,政府批准的特定研发支出甚至可享受 200% 的扣除比率。印度本国公司研发费用的加计扣除标准是 100%,对支付给研究机构的费用按 125%~200% 的标准执行。巴西对符合条件的研发费用性支出按照 160%~200% 加计扣除。面对这种情况,提高研发费用加计扣除标准,无异于增强自主创新能力的一剂强心针,对赢得企业研发国际税收竞争新优势,是极为有利的。

（五）有利于加强有效药品和疫苗研发，有效遏制新冠肺炎疫情蔓延势头

《礼记·大学》云：苟日新，日日新，又日新。认清病毒，才能战胜病毒；科学防控，才能有效遏制疫情蔓延势头。新冠肺炎的有效药品和疫苗研发买不来、要不来、讨不来。全球相关疫苗研发都在加紧进行，德国政府计划为正在研发新冠疫苗的德国生物技术公司"痊愈"疫苗公司投资3亿欧元。世界卫生组织总干事谭德塞在例行记者会上表示，新冠疫苗的研制至少还需要12至18个月。美国国家过敏症和传染病研究所所长安东尼·福奇也曾表示，即便疫苗的初期安全试验进展顺利，距离其大规模应用也需要一年至一年半时间。我国在疫情暴发后第一时间选择了5条技术路线加快推进新冠病毒疫苗研发，分别是灭活疫苗、基因工程重组亚单位疫苗、腺病毒载体疫苗、减毒流感病毒载体疫苗和核酸疫苗。为了更好推动科研同时间赛跑、与病魔较量，进一步提高企业研发费用加计扣除标准，可以调动更多的高校、科研院所、企业等各方面的优势力量开展联合攻关，传统方法和新技术齐头并进，加快病毒溯源、传播力、传播机理等方面的研究，推动研制快速简易确诊试剂、疫苗和有效药物，力争在安全、有效的前提下，最大限度缩短研制流程，破解疫苗研制滞后的困局。

二、提高企业研发费用加计扣除标准的建议

习近平总书记多次强调"可以探索搞揭榜挂帅，把需要的关键核心技术项目张出榜来，英雄不论出处，谁有本事谁就揭榜"。企业所得税前加计扣除政策的覆盖面广、含金量足，是支持企业科技创新的普惠性税收措施，对激励引导企业增加研发费用投入，具有很强的"撬杠"作用。战胜疫病离不开科技支撑，要大力调动高校、科研院所、企业等各方面的积极性，加强对抗击疫情所需的疫苗、药品等研发，应结合中央经济工作会议部署和社会经济发展形势，在持续落实减税降费政策的同时，研究提高

加计扣除标准，引导企业将更多资金投入到研发创新中，尽快拿出切实管用的研究成果，并打造更多有科技硬核支撑的"隐形冠军"。

（一）建议大幅提高加计扣除标准

综合考虑今年经济社会发展实际情况和增强科技创新支撑能力的需要，以及国际上研发经费税收优惠的竞争程度，建议尽量将税前加计扣除标准提得高些，否则，难以达到预期目标。况且早在 2006 年，《国务院关于印发实施〈国家中长期科学和技术发展规划纲要（2006—2020 年）〉若干配套政策的通知》（国发〔2006〕6 号）已明确："允许企业按当年实际发生的技术开发费用的 150% 抵扣当年应纳税所得额。"而且对近年提高加计扣除标准的政策效应进行估算发现，提高 25 个百分点可释放约 300 亿元的资金，提高 50 个百分点可释放约 600 亿元的资金，提高 75 个百分点，可释放约 900 亿元的资金。建议将现在 75% 的比例总体上提高至 150%，叠加原有加计扣除优惠，今年至少可释放 1800 亿元左右的研发资金。同时对于形成无形资产的研发投资，按照无形资产成本的 300% 在税前摊销，力争再释放 200 亿元左右的研发资金。

（二）优化政策供给实行差别化扣除标准

鉴于企业创新情况千差万别，科技攻关和技术创新"高精尖"程度不等，加计扣除标准不再"一刀切"，而应依据研发强度高低采取有差别的三档扣除率，标准加计扣除率设计为 150%，另设一档 125% 的低扣除率和一档 175% 的高扣除率。对于国家重点实验室、市场化新型研发机构从事基础科学研究、承担国家关键领域核心技术攻关项目的，适用 175% 的扣除率；对于从事应用基础研究、重点应用研究以及集成创新、承担省部级关键领域核心技术攻关项目的，适用 150% 的扣除率；对于从事一般应用创新和科学实验、承担省部级以下关键领域核心技术攻关项目的，适用 125% 的扣除率。为体现对中小微企业研发活动的照顾，建议对年主营业务收入 2000 万元以下的企业直接适用 175% 的扣除比例，更好发挥税收优惠的正向激励作用。

（三）取消行业限制放宽政策适用范围

我国的研发加计扣除政策设定了行业负面清单限制，这些行业是烟草制造业、住宿和餐饮业、批发和零售业、房地产业、租赁和商务服务业、娱乐业以及财政部和国家税务总局规定的其他行业，这些领域研发投入的积极性不高。其实这些行业与人民生活息息相关，其转型升级同样需要科技创新，唯其创新，才能实现高质量发展。即便对健康有害的烟草制造业，在今后相当长时期内难以消失，有必要鼓励其研发出能大幅度减少有害成分和被动吸烟的新产品。建议这些行业凡从事合法合规研发活动，能提高科技创新水平和人民美好生活需要的，应放开限制并享受同等待遇。这将会带来研发费用投入的快速增长，对今年稳投资扩消费稳增长是有利的。这些行业研发加计扣除也可以与其他企业所得税优惠事项叠加享受，只要符合享受研发费用加计扣除政策条件，也符合享受其他优惠政策条件的，就可同时享受优惠政策。初步估计，放宽政策适用范围大体可释放2000亿元的研发投资。

（四）强化合作确保政策加快落地见效

提高研发费用税前加计扣除标准，涉及多个部门，发改委、财政、科技、税务和银行等有关部门，都应树立协同服务意识，深化部门联合，建立联动机制，消除部门壁垒，确保政策及时落实落细、应享尽享。要建立多部门信息和数据采集共享一网通办综合平台，为企业提供申报前期咨询、申报共享接口，提高申报效率，减轻企业负担，及时跟踪把握政策实施情况，适时开展政策执行效果评价。有关部门还要加强沟通协作，简化研发费用的归集和核算管理，搭建研发项目争议解决机制，提升解决效率。

（五）加快研究用税收抵免取代加计扣除

国际上研发税收激励政策包括加计扣除和税收抵免两种，前者影响课税基础，后者直接影响税额；当税率变动时税收抵免无需调整，而加计扣除则要进行调整，税收管理复杂、征纳成本高；从激励研发效果看，税收抵免较加计扣除更为直接和显著，因此，经济发达国家和一些新兴经济体都采用税收抵免，很多曾经采用加计扣除政策的国家也都改用了税收抵免。比如，英国从 2016 年 4 月起，用税收抵免永久替代加计扣除。我国应考虑引入研发费用的税收抵免政策，建议在"十四五"重大科技规划的研究中，将税收抵免作为配套支持政策，并建立激励研发的中长期税收规划，完善相关法律法规，为税收抵免稳步替代加计扣除打好基础，为企业提供稳定有利的税收支持方式，激励引导企业谋划有序开展研发活动，加快推动创新创业发展动力升级。

（2020 年 2 月 12 日）

用更有力减免税对冲疫情的不利影响

2020 年 2 月 12 日，习近平总书记主持召开中共中央政治局常务委员会会议，分析新冠肺炎疫情形势研究加强防控工作，会议强调："要继续研究出台阶段性、有针对性的减税降费措施，缓解企业经营困难。对防疫物资生产企业加大优惠利率信贷支持力度，对受疫情影响较大的地区、行业和企业完善差异化优惠金融服务。要以更大力度实施好就业优先政策，完善支持中小微企业的财税、金融、社保等政策。要在确保做好防疫工作的前提下，分类指导，有序推动央企、国企等各类企业复工复产。"

为了贯彻落实以习近平同志为核心的党中央的决策部署，有关部门及时出台税收优惠政策，对支持疫情防控和企业复工复产提供了重要支撑。这些优惠政策涉及多个税种，操作性强，受益面广，得到社会普遍赞誉。但一些具体措施与非典税收优惠政策相差不大，而本次疫情范围之广、危害之深远超非典，建议进一步研究出台更有针对性的减免税举措，以更多实打实的"真金白银"对冲疫情对经济社会的负溢出效应，助力夺取疫情防控和实现经济社会发展目标的双胜利。

一、精准减免靶向施惠，缓解企业生产经营困难

客观讲，新冠肺炎疫情对企业尤其是小微企业的生产经营造成了较大冲击，不少企业期盼政府伸出施惠之手，通过大幅减税让利，帮助其纾困

解难。考虑到当前各级财政收支矛盾十分突出，继续推出新的大规模减免税未必可行，可考虑在巩固现行减税政策成效的基础上，紧盯这次疫情影响较为严重的行业和企业，制定一些税收支持措施，减轻企业税收负担，最大限度降低疫情对企业尤其是实体经济的冲击。故建议：第一，针对重点行业制定专项优惠政策。利用税收优惠支持重点行业发展是国际通行做法。2月12日，吉尔吉斯斯坦决定对农业合作社、商贸物流中心和农机站减半征收财产税并免征所得税，对农村地区创办的制造型企业5年内免缴4种税，对于员工超50人的轻工业企业适当降低所得税。可以借鉴他国经验，对疫情影响较大的批发零售、住宿餐饮、物流运输、文化旅游等行业企业，在年内给予增值税和企业所得税减免优惠；对于正常生产经营活动受到重大影响的，可推动地方政府依法减免相应的房产税、城镇土地使用税、契税等地方税。第二，对小微企业加大税收优惠力度。国际上对小微企业的减免税力度是很大的。比如，尼日利亚最新财政法案规定，对年营业额在2500万奈拉（相当于48.5万元人民币）及以下的小微企业免征增值税。建议对受疫情影响发生重大损失、正常生产经营活动受到重大影响的小微企业，免征2020年度的企业所得税，2021年度的企业所得税减半征收。第三，对重点疫区实施特别减免政策。我国的税收优惠政策以产业优惠为主，一般不搞地区优惠，但这次疫情对湖北省尤其武汉市造成的伤害非同一般，建议对湖北省内所有企业，免征今年上半年的所有税收。去年湖北省组织税收收入5094亿元，仅占全国税收收入的3.22%，半年的税收大约是2500亿元，中央财政是完全可以消化的。第四，对疫情中贡献突出的民营企业欠税给予豁免或延期。特殊时期的特殊问题需要特殊对待，对疫情防治中有贡献突出的应当给予特殊激励。特别是一些民营企业多年存在欠税问题，应根据实际情况采取豁免或延期处理的办法，避免因清理欠税而影响企业正常运行，帮助其轻装上阵、渡过难关。

二、大幅降低一线防控人员和特殊人群的税负

人是决定疫情防控阻击战取得根本胜利的关键因素，针对疫情带来的影响，应研究出台阶段性、有针对性的减税措施，既要减轻企业的税收负担，更要减轻居民的税收负担，让党和政府的温暖落实在每一位参战人员和受疫情影响居民身上，力求应惠尽惠。故建议：（1）大幅度降低一线医护人员的个人所得税，以激励所有参战人员的斗志。据了解，各地对直接接触待排查病例或确诊病例，诊断、治疗、护理、医院感染控制、病例标本采集和病源检测等的医护人员，每人每天补助300元，对参与疫情防控的其他医务人员和防疫工作者每人每天补助200元。这意味着一线人员每月可享受的临时性工作补助为6000元和9000元，再加上对参与疫情一线应急处置的医疗卫生人员每人6000元的一次性慰问补助，每人每月取得的临时性工作补助和奖金分别为12000元和15000元，在疫情期间免征个人所得税。事实上也没有几个钱，建议对参加疫情防治工作的医务人员和防疫工作者，免征2020年度的个人所得税。（2）大幅度降低深入社区和农村一线防控公务员的个人所得税。疫情防控工作进入最吃劲的关键阶段，基层面临任务繁杂、人手不足等问题。对各级党政机关、事业单位干部职工下沉到社区（村）等一线参与疫情防控工作的，也应减免今年应缴纳的个人所得税。（3）调整疫区定期定额纳税的个体工商户纳税标准。对按照定期定额纳税并受疫情影响生产经营的个体工商户，应结合实际情况依法合理调整其定额，对因疫情防控停业的个体工商户免征税款，并简化个体工商业户停、复业登记手续。（4）减免特殊人群的税收负担。比如，在疫情中捐资捐物数额多价值大的商户和个人、对在主副食品保供稳价工作中主动让利的商户、志愿出力出物出车积极从事防疫服务的个人以及出租车司机，有必要给予相应的减免税。（5）降低疫区居民生活必需品所含的税收负担，保障疫区居民生活稳定和社会安定。约旦政府今年对76种基本商品降低50%

的销售税，主要包括家庭必需的水果、蔬菜、罐头食品、乳制品和学校用品等，原适用 10% 税率的降至 5%，原适用 4% 税率的降至 2%。我们为保障好群众的"米袋子""菜篮子""果盘子"，确保疫情防控期间居民生活所需蔬菜的正常供应，平抑蔬菜价格，可考虑免征疫情期间蔬菜、水果、粮油、鲜活肉蛋产品等个体户的增值税、城市维护建设税、教育费附加和个人所得税，全力支持生活物资充足供应。

三、善用税收手段为就业优先政策保驾护航

就业是民生之本、安国大计。在"国际关注的突发公共卫生事件"的特殊时期，稳就业压力增大，要更大力度实施就业优先政策。约旦政府对雇用本地工人的企业实行税收优惠，对雇用约旦人、约旦女工和残疾人并实现当地增值 30% 的企业给予奖励，该激励措施也适用于与当地行业建立联系的企业，税收优惠覆盖除采矿业外的 12 个工业行业。应盯住疫情冲击较大的重点行业、关键企业和重点群体，采取超常的特殊手段加大优惠力度，全力支持化解就业矛盾，稳住就业存量、扩大就业增量，力争全年实现更高质量更充分的就业。一要保重点行业就业，对受疫情影响严重的餐饮、旅游、娱乐、交通运输等第三产业就业，可在今年 1—9 月期间给予阶段性的特殊性减免照顾，比如适度下调增值税率。二要保关键企业就业，小微企业招用因疫情而失去工作岗位人员的，应享受重点群体创业就业税收优惠待遇，可将定额扣减标准由每人每年 6000 元，进一步提高至每人每年 8000 元，按实际招用人数予以定额依次扣减增值税、城市维护建设税、教育费附加、地方教育附加和企业所得税。三要保重点就业群体，对因疫情而失去工作岗位的人员从事个体经营的，应享受重点群体创业就业税收优惠政策待遇，可将扣减税款标准由现在的每户每年 12000 元，进一步提高至每户每年 18000 元，依次扣减其当年实际应缴纳的增值税、城市维护建设税、教育费附加、地方教育附加和个人所得税。四要研究出台鼓励支

持灵活就业的税费支持政策。灵活就业是减轻就业压力的重要渠道，对促进和稳定就业发挥支撑作用尤为重要。应统筹研究出台一揽子激励政策，从社保缴纳、税收抵免和财政补贴等方面推出一套灵活有效的支持政策体系，强化对灵活就业的激励，尽可能适应经济发展多元化和就业灵活多样性的现实需求。

四、以更有"磁性"的优惠激励生物医疗创新研发

自新冠肺炎疫情暴发以来，非但医用口罩、防护服、消毒用品、部分检测和医疗器械等防护物资严重短缺，而且病毒的克星药物和技术跟不上，更是短中之短，提高科技防疫含量、强化药物研发和医疗技术创新刻不容缓。这需要研究出台更大力度的税收激励措施，更好发挥税收促进创新研发的积极作用。一是对生物产业技术创新制定税收支持政策。针对凡专门研制生化威胁应急处置技术与设备、群体性免疫技术与产品设备以及有效促进生物技术成果转化的企业、科研单位和人员，建议制定专门化的税收优惠政策，以培育壮大生物技术创新主体和人才队伍，为新冠肺炎病毒等重大疫情防控提供解决方案和科技支撑。二是提高企业研发扣除标准。为全力支持企业加大疫苗、医疗器械开发等投入，可考虑将企业发生符合条件的研究开发费用加计扣除比例，由现在的 75% 提高至 150%。三是进一步完善加速折旧。为鼓励相关企业通过扩产、转产、援产、新建等方式快速扩大产能，有效缓解疫情防控物资紧缺问题，将企业生产防疫物品而新购进或自制设备的固定资产折旧率提高至 200%。对生物药品制造业和医疗专用设备制造业企业，2020 年 1 月 1 日后新购进的固定资产，进一步缩短折旧年限或采取加速折旧的方法。四是探索实行税收返还办法。为支持鼓励企业加快开发口罩、防护服及熔喷布原料的生产设备以及熔喷布材料、防护服布料等关键原材料，对首次开发出相关设备或原材料并实现量产的，应考虑给予必要的税收返还。五是延长一些优惠政策的执行期限。

用更有力减免税对冲疫情的不利影响

建议将企业新购进的设备、器具，单位价值不超过 500 万元的，允许一次性计入当期成本费用在计算应纳税所得额时扣除的政策执行期限，今年年底到期后再延长至 2022 年。

（2020 年 2 月 18 日）

境外出台减免税政策
抗击疫情的启示

税收之于国家，犹如血液之于人体。但"征税的艺术，是尽可能多地拔取鹅毛，而让鹅的叫声最小。"新冠肺炎疫情蔓延全球，引起了国际组织和世界各国普遍关注。近期经济合作与发展组织发布的《全球经济展望报告》称，受疫情影响全球经济增长将遭遇国际金融危机以来最低水平，各国应对受影响企业减税降费，以免经济出现更大幅度下滑。近期不少国家和地区出台了应对疫情冲击的减免税举措，还有美国、德国等国家正在考虑提供减免税支持。

一、主要做法与经验

截至目前，韩国、马来西亚、柬埔寨、约旦、泰国、孟加拉国、伊朗、印度尼西亚等国家以及我国的台湾、香港和澳门等地区制定出台了应对疫情的减免税政策。所不同的是，有的将减免税内嵌在应对疫情的一揽子政策之内，有的从宏观层面上推出了普惠性举措，有的对疫情影响严重的行业和地区提供特殊税收激励。归纳起来，集中体现在以下几方面：

（一）对中小企业的普惠性减免

韩国规定，年销售额不超过 6000 万韩元的小企业在 2021 年底前减征增值税；小型企业纳税申报期限延长 9 个月，申报缴纳地方税的期限延长 1

年。马来西亚决定，从今年 3 月 1 日至年底，借款人和金融机构之间的商业贷款实施重组的，如原贷款协议已缴纳印花税，则新贷款协议 100% 免征印花税。澳门特区政府规定对 2970 家中小企业，给予 30 万澳门元的企业所得税扣减。

（二）对受疫情影响人群的减免税

我国台湾地区规定，从今年 1 月 15 日至 6 月 30 日，对企业由于隔离和隔离观察、照顾家庭成员、在收到政府流行病指挥中心的特别指示之原因、支付给请假员工的工资和薪金，可按 200% 的比例在税前扣除。约旦政府对 76 种基本商品减半征收销售税，主要涉及家庭必需的罐头食品、水果、蔬菜、乳制品和学校用品，原适用 10% 税率的减为 5%，原适用 4% 税率的减为 2%，旨在稳定多种食品和基本商品价格。

（三）对疫情严重地区的减免税

柬埔寨规定，在暹粒省从事酒店和旅馆业的注册纳税人将免征 2020 年 2 月至 5 月期间的所有月度应纳税款。意大利政府决定，受新冠病毒疫情影响的 11 个市区的纳税人自 2 月 23 日起将纳税义务延期至 3 月 31 日。

（四）对旅游业的特殊减免

马来西亚决定，将旅行社、宾馆、航空公司等旅游业企业的纳税期限延长 6 个月，可以延期至 9 月 30 日，受疫情影响的公司可调整其本纳税年度应纳税额的估算额；对机械和设备支出给予为期两年的加速折旧；对装修和翻新支出可在 30 万林吉特限额内进行所得税前特别扣除；公司为员工提供口罩等一次性个人防护用品的费用可以税前扣除；公司为员工支付与旅游、酒店业务有关的培训费用，可在公司所得税前加倍扣除；国际航运公司马来西亚设立地区办事处发生的开办费，在今年 12 月 31 日前提出优惠申请的可在税前加倍扣除；今年 3 月 1 日至 8 月 31 日，个人国内旅游发生的正规旅馆的住宿费用和旅游景点门票支出，可在 1000 林吉特限额内从个人所得税前进行特别扣除；旅馆经营在今年 3 月至 8 月免征 6% 的服务税。澳门特区决定减免 2.5 万个商业场所 25% 的房屋税，豁免酒店、酒吧、健身房及卡拉 OK 等旅游服务场所 6 个月旅游税。印度尼西亚向受旅客数量下降影响的地方政府提供 3.3 万亿印尼盾，免除 10 个旅游景点的饭店、酒店税。泰国对今年内企业为员工提供研讨会、住宿、交通和其他国内研讨会 / 培训的支出费用，以及依法向旅游经营者支付的国内研讨会 / 培训支出费用，享受 100% 加计扣除；从事旅店业务的企业今年发生并完工的改建、扩建支出（不包括日常维修支出），享受 50% 的加计扣除；在今年 9 月 30 日以前，国内航班的喷气燃料消费税税率从每升 4.726 泰铢降至 0.20 泰铢。

（五）刺激居民消费的减免税

韩国规定，从今年 3 月至 6 月，对个人借记卡和信用卡消费提高税收扣除比例，借记卡从 30% 到 60%，信用卡从 15% 到 30%；对在上半年降低房租的房东取得的租金所得减征 50% 个人所得税；报废使用年限满 10 年以上的机动车而购置新车的，减征 70% 机动车消费税，个人购买机动车减征 50% 消费税以促进消费。澳门特区豁免 2020 年向澳门居民住宅所征收的全部房屋税，惠及 18 万户住宅，并退回全部营业车辆的牌照税；豁免或退还于本年度各行政部门及实体征收的行政准照费用及印花税。柬埔寨从今年 2 月至明年 1 月，豁免低于 7 万美元住宅的印花税，并呼吁房地产开发商与政府配合降低房价，让更多民众有能力购买房子。

（六）稳定扩大就业的税收优惠

约旦对满足一定条件雇用约旦人、约旦女工和残疾人并实现当地增值 30% 的企业给予税收优惠，覆盖 12 个工业行业。泰国将个人所得税申报纳税期限延长 3 个月，即从今年 3 月 31 日延长至今年 6 月 30 日。香港特区宽减本课税年度 100% 利得税、上限为 2 万港元；宽减本课税年度 100% 薪俸税和个人入息课税、上限为 2 万港元。澳门特区调整职业税，退回 70% 已缴纳的 2018 年度职业税税款，退税金额上限为 2 万澳门元，惠及 17 万本地雇员；将本年度职业税的可课税收益的固定扣减由 25% 提高至 30%，惠及 18 万本地雇员。

境外出台减免税政策抗击疫情的启示

（七）对进口抗疫短缺物资的减免税

孟加拉国宣布在 2024 年 6 月 30 日前，免征进口用于制造活性药物成分的原材料 5% 的预缴所得税，涉及 400 种活性药物成分，旨在鼓励为制药业生产基础原料。伊朗为缓解国内口罩生产不足的问题，决定将口罩的进口关税从 55% 降至 5%。马来西亚明确从今年 4 月 1 日起 3 年内，免征进口或本地购买港口作业所用机器设备的进口税和销售税。

二、对我国的几点启示

上述国家和地区都把税收看作应对这次公共卫生事件的重要手段，及时制定实施强有力的税收优惠政策，对我国研究出台减税措施有一定的借鉴意义。有必要结合社会各方面诉求，进一步完善优化现有减免税政策，推动形成发力准、见效快的税收组合拳，充分发挥税收职能作用，支持企业加快纾困过关，把疫情对经济社会的影响降到最低。

（一）加大减税政策的普惠性

目前我国已出台应对疫情的税收优惠真不少，但有的政策门槛高、看得见、够不着，实际受惠面有限，建议降低企业所得税法定税率，让大多数企业减少税负，增加现金流。应当看到，疫情发生以来周边国家纷纷降低企业所得税税率，比如，印度尼西亚降至 22%、老挝降至 20%、柬埔寨降至 20%、菲律宾逐步降至 20%、斯里兰卡将制造业企业所得税税率降至 18%、马来西亚将中小企业所得税税率降至 17%。相比之下，我国 25% 的税率缺乏竞争优势，如不缩小与周边国家的税率差距，我国世界工厂的地位恐怕将受到挤压。

（二）提高减税政策的精准度

不同行业、不同企业、不同地区、不同阶层受疫情影响程度不同，减税政策不宜"撒胡椒面"。要瞄准受疫情影响大、损失较严重的行业、企业、地区和阶层靶向施策，出台有针对性的减免税措施，该减免的，不折不扣减免到位；不该减免的，一分一厘也不能减。应在抓好已有政策落地的基础上，对受冲击影响大的旅游等行业、湖北重灾区、小微企业以及特殊人群，研究出台更有力度和温度的优惠政策。比如，在增值税方面对小微企业实施按月留抵退税、提高个体工商户增值税起征点，等等，以便收到积极财政政策精准调控的目的。

（三）强化减税政策的协同性

减税是积极财政政策的重要组成部分，加大逆周期调节力度需要更加积极有为减税，更要政策手段协调配套。应根据税种属性和调控需要，组合运用降低税率、延期纳税、出口退税、投资抵免和加速折旧等差别化优惠工具，建立联动激励机制，以最小的代价取得最好的效果。要把握好服务疫情防治与推动经济社会发展的平衡，在立足当下疫情防控需要的同时，出台一些推动经济高质量发展的激励措施。既要立足扩大内需制定拉动投资、刺激消费的支持政策，也要面向外需调整优化稳外贸稳外资的激励措施。既要做好减免税与降低收费、增加支出、转移支付和发行地方债的相互衔接，也要加强与降息、降准等货币政策的有机配合。

（四）提升减税政策的获得感

现在仍有企业反映减免税的获得感不强，应落实落细各项减税政策，进一步巩固和拓展减税成效，及时发现解决"最后一公里"问题，把该减的减到位、把该免的免彻底。适当延长优惠期限，税收优惠政策从颁布到落地有一定的时滞效应，有的政策规定的有效期短，基层纳税人往往还没有搞清楚就过时了，建议将一些税收优惠政策的期限放宽至半年以上，从免税期限上确保纳税人的获得感。建议开通纳税申报绿色通道，放宽小微企业的纳税信用等级，不能因为有欠税就断供发票，这无异于让企业"坐以待毙"，可先帮助企业稳产稳经营，待企业缓过气来再补缴欠税。

（2020 年 3 月 3 日）

境外出台减免税政策抗击疫情的启示

海外拓展财政空间抗击疫情的好做法

2019 年 11 月 29 日，习近平总书记主持中共中央政治局第十九次集体学习时强调，要发挥我国应急管理体系的特色和优势，借鉴国外应急管理有益做法，积极推进我国应急管理体系和能力现代化。2020 年 2 月 12 日，习近平总书记主持召开中共中央政治局常务委员会会议，分析新冠肺炎疫情形势研究加强防控工作，会议强调要加大宏观政策调节力度，针对疫情带来的影响，研究制定相应政策措施。要更好发挥积极的财政政策作用，加大资金投入，保障好各地疫情防控资金需要。2 月 23 日，习近平总书记在统筹推进新冠肺炎疫情防控和经济社会发展工作部署会议上强调，积极的财政政策要更加积极有为，继续研究出台阶段性、有针对性的减税降费政策，帮助中小微企业渡过难关。近期疫情在全球迅速蔓延，各国纷纷运筹决策应对办法，普遍认为货币政策"弹药"有限，而且短期内难堪重任，应开启财政政策工具箱，组合使用增支扩债、减税降费等"法宝"，有效开拓财政发力空间，更好发挥积极财政政策作用，保护经济增长免受较大冲击。我们关注跟踪了 40 多个国家的情况，对主要的财政措施做了初步分析，有关情况汇报如下：

一、追加政府预算拨款，提升财政保障能力

面对全球性大流行病，多国政府极力拓展财政空间、加大财政刺激力

度，优先亮出了追加预算拨款的实招，并寻求清除追加预算法案的障碍，为紧急和优先行动释放必要的资金。美国总统特朗普签署了 78 亿美元紧急支出法案，国会众议院以压倒性多数票批准规模约 80 亿美元的拨款立法议案。日本表示将充分利用预算储备应对疫情，制定了 4300 亿日元财政支持计划，日本自民党预计需要规模达 10 万亿至 20 万亿日元的刺激计划用于应对疫情。韩国应对疫情的额外补充预算高达 11.7 万亿韩元（大约合人民币 685 亿元），用于完善升级防疫体系和盘活地方经济。澳大利亚提供 176 亿澳元资金用于支撑经济，联邦政府将与州政府共同分担新冠肺炎相关的支出，预计未来两年每户家庭将收到 750 澳元的支持资金，其中新南威尔士州宣布 7 亿澳元的医疗保健一揽子计划。新加坡从预算中额外拨款 8 亿新元对抗疫情，并推出总预算为 56 亿新元的特别经济配套计划。奥地利将为经济提供 40 亿欧元的资金来应对新冠肺炎疫情危机。此外，匈牙利新增医疗投资约 2.67 亿美元，加拿大新增预算投资 10 亿加元，意大利寻求最大 40 亿欧元的预算灵活度，荷兰备有 900 亿欧元的缓冲资金，以提高财政兜底保障能力，缓解疫情对经济的不利影响。

二、加快财政性资金向补短板强弱项滴灌

不少国家通过优化支出结构和设立专项基金，突出靶向治疗、精准输血，让更多的财力资源向短板领域和薄弱环节流动。一是向医疗卫生防护适度倾斜。比如，美国卫生和人类服务部承诺设立 1.05 亿美元新冠肺炎基金。欧盟委员会先期向应对病毒投资基金发放 75 亿欧元，最终将达到 250 亿欧元。赞比亚设立应对疫情的应急基金。乌兹别克斯坦由国家复兴开发基金拟为阿萨卡银行提供 5000 万美元信贷额度，贷款期限 10 年，年利率 5%，用于支持私营医疗机构发展。意大利拟申请欧盟"团结基金"，以对抗新冠病毒。二是帮助中小企业纾困。比如，韩国为支持受疫情影响的中小企业，专设 250 亿韩元的中小企业经营稳定资金、1050 亿韩元的技术保

证基金和 2.5 万亿韩元创新企业成长支援基金。三是支持重点领域发展。比如，哈萨克斯坦创立了风投基金，拟在未来三年助力数字生态领域发展和创投项目实施。欧盟委员会为支持企业研发创新和绿色低碳转型，联合欧洲投资基金启动总额为 7500 万欧元的蓝色投资基金，专为活跃于蓝色经济中的初创企业和中小企业等提供股权融资。四是救助困难群体。比如，韩国向因新冠肺炎疫情受损失严重的渔业从业者提供总额 1354 亿韩元的紧急支援资金，其中对损失惨重的渔业个体户提供 200 亿韩元的紧急经营稳定资金，对面临经营危机的渔业从业者提供 100 亿韩元的经营周转资金等。巴西将为退休员工提前发放 230 亿巴西雷亚尔资金。新加坡提出 16 亿新元的关怀与援助计划，用于帮助普通家庭渡过难关。

三、相机减税缓税降费，激发活力稳定预期

《管子》曰："取于民有度，用之有止，国虽小必安；取于民无度，用之不止，国虽大必危。"这些年世界性减税浪潮迭起，较好发挥了稳定经济增长的积极作用。在这次应对疫情中，各国为激发经济活力、提振市场信心，又出台了新的减税缓税降费举措，有针对性给企业、行业、地区和民众施惠解困。在减轻企业税负方面，英国提出将对部分小型企业免除营业税，德国重申改革企业税制度、进一步减轻企业税收负担，乌兹别克斯坦将逾期或延期贷款的利息支出、处置固定资产损失纳入企业所得税前扣除范围，柬埔寨对服装、鞋类和箱包的生产企业因疫情导致原材料短缺所受影响严重的，免税 6 个月至 1 年。在减轻行业税负方面，美国拟为旅游业和航空业减税、对超过 100 个医疗项目减免关税，马来西亚允许个人国内旅游住宿费用和机票支出在限额内从个人所得税前扣除，并免除旅馆经营今年 3 月至 8 月的服务税，挪威取消今年 1 月 1 日至 10 月 31 日期间的航空旅客税、6 月 30 日以前临时取消所有的机场费。在豁免特定地区税负方面，柬埔寨对暹粒省从事酒店和旅馆业的注册纳税人，免征今年 2 月至 5 月期间的所

有税款。在减免进出口税方面，韩国通过《关于适用关税配额的规定》修订案，对进口口罩和口罩核心原材料暂停征收关税，马来西亚3年内免征进口或本地购买港口作业所用的机器设备的税款，伊朗对出口商出口商品和服务或购买所需原材料有条件免税，印度尼西亚免除原材料进口关税。在减轻个人税费负担方面，美国拟对中产阶级减税10%，并在年底前大幅降低工资税税率，哈萨克斯坦拟对疫情期间陪护人员免征个人所得税，马来西亚从今年4月到年底将企业员工公积金缴费率由11%降至7%。此外，还有不少国家推出延期缓缴税款，意大利对年营业额200万欧元以下的企业暂停缴税，丹麦给予企业额外30日时间支付增值税，日本国税厅将纳税申报延期一个月，法国允许受疫情影响的企业延迟缴税，印度尼西亚允许公司推迟支付税务6个月，美国拟对某些受到影响的个人和企业推迟缴纳税款，日本宣布2019年的个人所得税、赠与税和消费税的纳税申报受理截止时间延长至4月16日。

四、提高财政赤字率，强化逆周期调节力度

突如其来的疫情迫使各国增加财政支出，加大了政府收支平衡的压力。但是为把疫情对经济的影响降到最低，一些国家不得不搞赤字财政，扩大财政赤字规模，提高财政赤字率，推动积极财政政策开辟发力空间。最典型是美国，尽管巨额赤字已不可持续，但要解决当前的支出问题仍需扩大赤字规模，预计仍将超过1万亿美元。英国加大财政刺激的主要措施，就是将财政赤字率由1.9%提高到2.8%，预计今后将扩大至3%。新西兰宣布规模为121亿新西兰元的支持计划、约为GDP的4%，并永久性地增加福利支出，每周增加25新西兰元，预算赤字将大幅增加。德国坦言已准备好放弃平衡预算来应对新冠肺炎疫情。韩国推出的补充预算，将使今年综合财政赤字率提高0.6个百分点，预计达到2.1%。哈萨克斯坦拟将国家预算赤字提高至GDP的3%。印度预算案显示的财政赤字率目标调高到3.5%。巴西预计的名义预算

海外拓展财政空间抗击疫情的好做法

赤字占 GDP 的比重为 5.9%。沙特阿拉伯预计的预算赤字占 GDP 的比重为 6.4%。尤其意大利在政府债务比率接近 140% 的情况下，几乎没有实施逆周期调节的财政空间，但累计确诊超过 15000 人的形势异常严峻，政府不得不拿出 75 亿欧元的纾困方案，预计财政赤字率将从先前承诺的 2.2% 升至 2.5% 以上，欧盟委员会表示，在评估意大利对欧盟财政规定的执行情况时，将不计入意大利为抵抗疫情的经济影响而采取的财政激励措施。

五、增发国债，加码财政政策积极作为空间

疫情发生以来多国人士指出，降利率不是最重要的选项，存在扩大政府举债的空间。有鉴于此，一些国家放开债务限制，扩大发行政府债券，拓宽了基础性和公益性资本项目的融资渠道，进一步拉升了基础建设、医疗卫生等公共产品服务的投资需求。有的国家大规模扩张债务，英国推出的新财政预算案宣布 30 年来最大政府债务扩张，计划今年发行 1561 亿英镑债券、未来 5 年超过 6000 亿英镑（约合人民币 5.4 万亿元）债券，主要用于基础设施建设项目，这标志着财政紧缩时代即将结束。有的国家取消债务限额，德国称基于当前形势考虑，暂停实施每年大约 120 亿欧元的债务限制，恢复公债发售，为各地增加投资提供更多预算空间，以缓解地方财政压力，打开了财政刺激政策的大门。有的国家开发长期国债品种，美国政府债务尽管已增至 1.2 万亿美元，占 GDP 的比重升至 108%，但在当前环境之下美国财长表示，20 年期国债的发行独立于基础设施支出，如果市场需求充足将重新考虑发行 50 年期债券。有的国家甚至在境外举债，哈萨克斯坦拟于最近 2 个月内在俄罗斯市场发行总额不低于 5 亿美元等值的国债，原因是当地发行成本较低，可将汇率风险降至最低。

六、注重用财政补贴拉投资促消费惠民生

财政补贴是世界许多国家运用的一项重要经济政策，疫情期间各国推

出了四类财政补贴，主要用于拉投资促消费惠民生保稳定。一是投资项目补贴。罗马尼亚今年政府预算安排 3.25 亿欧元资金，对投资额超过 100 万欧元的投资项目提供无偿援助，包括新建建筑或建筑租赁，购买技术设备、新机器和设备以及获得专利、许可证或其他知识产权等，均以补助金形式发放。二是汽车消费补贴。塞浦路斯从 2 月 4 日起，对新购买电动汽车（车款总额不超 4 万欧元且排气量低于 1.8 升）者给予 5000 欧元补贴，以刺激新能源汽车消费。斯洛伐克拟为电动汽车充电桩建设提供新一轮补贴资金 65 万欧元，各个镇、城市、企业及有关组织自今年 6 月 17 日起均可申请。三是特殊行业补贴。韩国政府披露了最新的船舶行业支持计划，将提供 8200 亿韩元的资金补贴，以支援从事沿海客运、货运的有船龄限制的老旧船舶。四是居民生活稳定补贴。比利时出台措施补贴受疫情影响的自营业者，自营业者如能证明因疫情导致业务停止，单身人士每月可获得 1266.37 欧元补贴，有家庭负担的人每月为 1582 欧元。日本从预算预备费用中拨款，为疫情中受中小学生停课影响的家长提供补贴支援，帮助因子女停课而需要请假照顾的家长，以减少家长的收入损失。韩国对抚养不满 8 岁孩子的父母，因临时关闭日托所、幼儿园而决定休假的，将获得最高 50 万韩元的补贴。英国承诺将给予医疗部门"任何额外的资源"来应对可能暴发的疫情以及为被要求在家自行隔离的民众提供资金补偿等措施。

七、压缩公务开支，把财政资金用在刀刃上

为了尽快扫除疫情阴霾，提升政府公信力，有的国家大兴节用裕民，大砍形象工程，大幅压缩行政开支，把节约腾挪出来的资金用在最需要的地方。哈萨克斯坦通过压缩形象工程等方式，拟削减最大 3000 亿坚戈的财政支出，正在制定财政支出削减方案，各项举措将在修订本年度预算和制定未来三年预算的过程中逐步加以落实，其中，中央国家机关预算主要削减用于举办研讨会、国际会议及购置车辆、家具的开支、差旅费、招待

费、分析研究费用以及其他无效开支。新加坡宣布政治领导人减薪 1 个月支持应对新冠疫情，其中政治领导人（包括总理、副总理在内，所有新加坡政府部长）将少领取一个月的薪水、议员将少领取一个月的津贴、高级公务员减薪半个月；同时给予照顾病患和面对较高风险的前线医疗人员和公共服务人员高达一个月的额外奖金，并为公共卫生防范诊所提供一次性津贴。南非将在未来 3 年内降低公共部门工资支出 1602 亿兰特，相应增减资本项目和关键服务项目的支出。英国政府正在寻求方式节省 5% 的预算资金，并在预算计划中得到确认。

总之，国际社会对实施更加积极的财政政策呼声越来越高，不少国家在拓展财政空间的实践中，探索出一些新的路径和做法，对我国更好实施积极财政政策是有益的借鉴。建议在落实落细已出台各项财税优惠政策的同时，可针对疫情暴露出的应对公共卫生危机的重大弱点，以及受疫情重创而伤了元气的最大痛点，加大财税政策集成激励力度，可考虑集中预算投入、专项支持、税费减免、发行国债、发放补贴等各种"弹药"，坚持批量施策、协同作战，防止政策过于泛化和碎片化，否则，既浪费资源也达不到预期效果。建议各地根据财力状况和疫情影响程度，统筹安排财政赤字规模，合理发行地方政府性债券，搞好应对疫情和经济社会发展需要的融资。同时，中央和地方有必要在今后年度的预算安排中，适度提高财政预备费的比例，以备不虞。此外，各级政府在大难之年都要忍痛"割肉"，继续压减不必要的行政开支，用苦日子换来百姓的好日子，为确保全面建成小康社会和实现全年经济社会发展目标作出新的更大贡献。

（2020 年 3 月 15 日）

适当降低个人综合所得最高法定税率

个人所得税是我国最重要的税种之一，具有筹集财政收入和调节收入分配的重要作用，是税收与居民收入所得关联最为直接的一个税种。美国作家马克·吐温曾经说过："我就我的收入纳税，这是我生命中最重要的事，让我感到无上光荣。"这主要是就个人所得税而言的。我国自 1980 年 9 月公布实施《中华人民共和国个人所得税法》以来，已经有 40 年的历史了，2018 年最新修订的《个人所得税法》将工资薪金所得、劳务报酬所得、稿酬所得和特许权使用费所得合并为综合所得计税，通过提高起征点、调整税率表、增加专项附加扣除以及实行累计预扣办法，在支持减税降费、扩大居民消费和优化税收制度等方面取得显著成效。当前在疫情蔓延和经济下行压力加大的情况下，有必要降低个人综合所得的最高法定税率，进一步改革完善个人所得税制度，加快建立与疫情防控相适应的经济社会运行秩序，以低代价的减税举措换来经济社会活力的进一步释放。

一、降低个人综合所得最高法定税率的根由

曾担任美国联邦储备委员会主席的阿伦·格林斯潘说过："所有的税收都拖累经济增长。问题只是程度大小而已。"受国内外多种因素影响，我国经济下行压力仍在持续加大。如果继续实施 45% 的个人综合所得最高法定税率，既不利于推动服务消费提质扩容、促进创业创新，也无助于提高税

制国际竞争力、增强高收入者的税法遵从度，迫切需要择机适度进行下调。

（一）降低个人综合所得最高法定税率，是积极扩大居民消费的可靠途径

新冠肺炎疫情对国内消费市场的冲击非常大，今年1—2月份社会消费品零售总额同比下降20.5%。但我国消费市场规模大、潜力足、韧性强，满足人民群众美好生活需要还有巨大的消费潜在空间可挖，必须采取措施稳定和扩大居民消费，加快释放被疫情抑制的消费需求，是有效对冲疫情影响并缓解经济下行压力的迫切要求。下调个人综合所得最高法定税率，对信息传输、计算机服务和软件业、金融业、科学研究和技术服务人员进行减税，能够增加高收入群体的可支配收入，提升个人购买能力，提高实际消费能力，激发居民消费意愿，促进消费潜力加快释放，是扩内需最直接最有效的手段。

（二）降低个人综合所得最高法定税率，是吸引人才促进创新创业的迫切要求

人才是富国之本、兴邦大计。当今世界各国争夺高端专业人才日趋激烈，纷纷出台政策，花大力气引才留才。比如，瑞典为吸引外来人才，个人所得税法规定在瑞典公司工作（合同期少于5年）的外国专家、高管和科研人员，前三年可减免25%的缴税额。我国现行个人所得税高达45%的最高法定税率，对高端专业人才的收入预期有较大的阻滞效应，弱化了对高端专业人才的吸引力，很多出国留学人员也因此不愿回国，对推动创新创业极为不利。而且高端专业人才往往更关注税后的实际收入，企业为了吸引人才，个人所得税都是由企业负担，这给企业带来了不小的压力。各地为了吸引境外高端和紧缺人才创业创新，探讨个人所得税优惠政策财政补贴管理暂行办法，凡引进人才个人只需承担15%的税率，剩下30%的部分则由当地财政补贴给个人，这种做法既破坏了国家税法的尊严，也增加了地方财政困难和制度运行成本，亦非促进创新创业长久之计。与其让财

政制度"拐弯"的办法引才，还不如直接降低个人综合所得最高法定税率。

（三）降低个人综合所得最高法定税率，是提高税制国际竞争力的必然选择

全球化愈是深入推进，税制国际竞争力愈加重要。最高法定税率是评价个人所得税制国际竞争力的核心标准，2000年以来很多国家的个税最高法定税率已经降得比我国低。比如，匈牙利由56%降至15%、挪威由47.5%降至38.4%、美国由46.51%降至37%、智利由45%降到40%、斯洛伐克由42%降至21.65%、墨西哥由40%降至35%、土耳其由40.6%降至30.5%、新西兰由39%降至33%、瑞士由37.96%降至36.1%。不仅如此，周边国家的个税最高法定税率仅日本与我国同为45%之外，其余都低于我国。比如，韩国为42%，菲律宾、越南和泰国同为35%，新西兰为33%，印度尼西亚、朝鲜、印度和孟加拉国同为30%，马来西亚为28%，缅甸、阿塞拜疆、尼泊尔和马来西亚同为25%，老挝和斯里兰卡同为24%，乌兹别克斯坦为22.5%，新加坡为22%，哈萨克斯坦、柬埔寨、格鲁吉亚和阿富汗同为20%，乌克兰为18%，巴基斯坦为15%，俄罗斯、白俄罗斯和塔吉克斯坦同为13%，吉尔吉斯斯坦和土库曼斯坦为10%，文莱则免征个人所得税。尤其美国2017年推出的《减税和就业法案》，降低个税最高法定税率，对全球范围内的优秀"智本"和资本资源产生虹吸效应，使海外大量美元资金和人才回流美国，增强了国际比较竞争优势。目前美国个税最高法定税率低于我国8个百分点，在税制国际竞争力上更有优势，绝不能长此以往。加之这次疫情后全球经济格局将发生重大变化，亟须通过降低法定税率提高税制国际竞争力，对国际生产要素释放强磁铁效应。

（四）降低个人综合所得最高法定税率，是增强高收入者税法遵从的治本之策

从实施情况看，有近七成的个税纳税人适用3%、10%、20%和25%四级税率，30%和35%两档税率适用者较少，每月工薪所得超过8万元适用

45% 最高税率的人更加稀少，在实际执行中形同虚设。而且法定税率过高容易发生偷漏税的道德风险，是偷逃税事件的最大诱因。这是因为高收入人群收入渠道多、来源隐蔽，有些"居民个人"在国外完成或者"非居民个人"在国内完成的离岸外包服务收入，由于信息不对称往往难以主动进行纳税申报，导致偷逃避税款时有发生，税法遵从度相对偏低。有关统计显示，美国 1% 左右的个税最高法定税率适用者贡献了约 39% 的个人所得税，我国不足 1% 个税最高法定税率适用者，仅贡献了大约 16% 的个人所得税。

二、降低个人综合所得最高法定税率完全可行

可以预见，疫情结束后，我国即将迎来国内消费升温、海外高层次人才和留学人员回国创业创新的热潮。下调个人综合所得税最高法定税率恰逢其时，既不会对财政收入产生较大影响，还能利用个人所得税更好地优化资源配置、提高社会生产力。这在立法保障和征管操作方面也是可行的。

（一）立法上有预设通道保驾护航

根据《立法法》第八条第六款规定，"税种的设立、税率的确定和税收征收管理等税收基本制度"只能制定法律，因此下调个人所得税最高法定税率必须走法律程序。但 2018 年 8 月 27 日，全国人民代表大会宪法和法律委员会关于《中华人民共和国个人所得税法修正案（草案）》审议结果的报告建议，"国务院方面结合征管及配套条件的完善，进一步深化相关改革，逐步扩大综合征税范围，完善费用扣除，优化税率结构，并根据改革进程对上述问题予以统筹考虑，抓紧总结改革实践经验，积极回应广大人民群众的关切，及时提出对相关制度进行修改完善的建议。"这就为下调个人所得税最高法定税率预设了法律通道，更何况十三届全国人大三次会议因疫情尚未召开，只要有关部门拿出修订方案和安排，并推动下调个人所得税最高法定税率列入全国人大重点立法规划项目，完全能快速提供立法保障。

（二）征管上有现代征管手段支撑

下调个人综合所得的最高法定税率，更多涉及高收入者工资薪金所得、劳务报酬所得、稿酬所得和特许权使用费所得的税率设计及其扣缴计算办法，不需要对个人综合所得税制的所有要素进行整体性调整，也无须改变现行的税收征管模式和征管方式以及操作系统，只要法律通过后有关单位和个人及时调整相关财务软件和个税 APP，扣缴义务人和纳税人按照新确定的适用税率和速算扣除数，如实依法做好预扣预缴和年终汇算清缴即可，所需要支付的征收管理成本比较低。加之高收入群体大多在知识密集型和资本密集型行业，推行个人所得税预填单制度和个人所得税综合所得汇算清缴制度，大大提升了个人所得税纳税服务效率，税务 +、云税务等富有高科技含量的现代化征管手段，为下调个人综合所得最高法定税率提供了技术支撑。

（三）国际上有成功案例可以借鉴

下调个人综合所得最高法定税率，大可不必担心出现个税税收收入下降的局面，国际上有下调个税税率后税收收入反而增加的先例。比如，俄罗斯 2001 年实施个人所得税改革，将个人所得税税率从 12%、20% 和 30% 三级超额累进税率，统一调整为 13% 的单一税率，以 13% 的比例税率代替 30% 的最高法定税率，当时不少人担心税收收入将出现下降的问题。然而结果却恰恰相反，出现了个人所得税收入不降反升的现象。这是因为大幅度下调税率后，纳税人由于税负降低反而对税法的遵从度明显提高了，使得大量潜在的税源转化为直接的税收收入，不仅扭转了因法定税率过高偷逃税太多的不利局面，也减轻了勤劳所得与非勤劳所得之间税负差距过大的问题。

三、降低个人综合所得最高法定税率的建议

国家统计局的数据显示，近年来我国基尼系数达到 0.47，超过国际警

戒线，值得重视。降低个人综合所得的最高法定税率，社会各方面比较敏感，不能只降低高收入群体的税负，而不降低中低收入群体的税负，且降低个人综合所得最高法定税率涉及税率表的整体设计问题，必然触及中低收入群体税负的综合考量。所以应加强通盘谋划，出台政策措施既要有利于加快促进消费市场升温、推动境外人才和税源回流，也要兼顾平衡高收入群体和中低收入群体之间的税收负担，更好发挥税收调节收入分配的功能作用。

（一）择机适度下调最高法定税率

从最高法定税率所对应的个人收入与人均 GDP 的比值看，我国为 13.54，美国为 7.69，德国为 6.42，英国为 4.55，印度为 6.75，加拿大为 3.39，明显高于发达经济体。综合考虑疫情后刺激消费、吸引人才和提升税制国际竞争力的需要，建议将个人综合所得最高法定税率暂下调 5 个百分点至 40%，预计减少税收收入最多 120 亿元。但考虑到下调税率后申报纳税面扩大、源泉征管力度加强等增收因素，对税收收入的综合影响将不足 100 亿元，总体上对各级财政收入的影响均不大。这样既不拖个人所得税收入可持续增长的"后腿"，也能对高收入群体进行合理调节，并调动高收入群体的纳税积极性，既不会滋生闲暇替代劳动的经济效应，也能释放大量被抑制的高消费潜能。

（二）税率级距由 7 级缩减至 5 级

目前多数国家的个税选用超额累进税率，税率级距普遍在 3 至 5 档之间，而且级距差别比较大。现行 7 级超额累进税率略显繁杂，级距设计偏多，档次划分过细，申报纳税和征管操作均不便利。建议在下调最高法定税率的同时，按照"低收入者从低定率、中收入者从中定率、高收入者从高定率"的原则，简化优化税率结构，将现行税率级距缩减至 5 级，在对高收入群体适度减税的同时，进一步拉大中低收入群体的税率级距，大幅减轻中低收入群体的税负，帮助降低生活成本，增加可支配收入，助推消费能力升高，并刺激和带动内需扩大。

（三）劳务费免征额应当与 CPI 挂钩

个税工资薪金所得费用减除标准从每月 800 元提高到每月 5000 元，增加近 6.25 倍，而劳务费用减除标准依旧是 1980 年确立的每次收入减除 800 元，与物价水平、居民收入和消费水平均发生巨大变化的客观现实脱钩。加之现在灵活就业并按次取得劳务费的人员越来越多，若不调整既不利于疫情后释放灵活就业空间，对用人单位招工也是一大障碍。建议尽快建立和 CPI 挂钩的联动机制，现行税制是 1994 年建立的，故应以 1994 年为通货膨胀率计算的基年，并根据 CPI 整理得到的通货膨胀率，每年对免征额进行指数化动态调整。据初步测算，2019 年经指数化调整后的免征额为 2380.8 元，是 800 元的 2.98 倍。如果能推动劳务费免征额与 CPI 挂钩，就可以让更多居民享受到社会经济发展带来的福利，满足人民对美好生活的实际需求。

（四）强化高收入群体的征管力度

高收入群体的收入来源渠道广泛，涉及的行业领域多，有的甚至还具有境外收入，税源隐匿性强，源泉管控难度大。应充分利用人工智能、大数据、区块链、云存储等信息技术，建立全国范围内的高收入群体税收征收管理信息系统，强化税务、教育、人社、公积金、市场监管、海关、银行、社保以及公安户籍部门的信息共享，打破"信息孤岛"，全面掌握纳税人的收入来源和相关涉税信息，减少因信息不对称带来的税收流失。简化优化办税流程，为高收入群体定制最方便的手机 APP、网页端、扣缴客户端等多元化办税渠道，建立与国际接轨的个税年度汇算清缴制度，促使便捷提供最优质的税收服务，减轻纳税人和扣缴单位的办税负担。健全高收入群体税收诚信体系，完善涉税信息诚信档案，建立高收入群体纳税信用信息采集、记录、查询、应用、修复、安全管理和权益维护机制以及个人所得税严重失信当事人联合惩戒机制，形成全国高收入群体纳税信用信

适当降低个人综合所得最高法定税率

息库，对偷税漏税以及恶意拖欠税款的纳税人记入其个人信用记录。加强对高收入群体税源的监控，可根据高收入群体的收支信息和税源分布情况等，对高收入群体进行针对性的税源管理，通过动态监管实现数据的实时更新，加快构建以信用为基础的税源监控机制。

（2020 年 4 月 5 日）

金融篇

警惕美股震荡对我国股市的负外溢效应

2015 年 11 月 15 日，国家主席习近平在金砖国家领导人非正式会晤上的发言中就指出，各国股市汇市及全球能源资源价格波动成因复杂，是国际金融危机深层次影响的传导效应，要未雨绸缪，防范短期金融风险，避免货币战、贸易战，塑造有利外部发展环境，共同完善全球经济治理。2017 年 4 月 25 日下午，习近平总书记在中共中央政治局就维护国家金融安全进行第四十次集体学习时强调，在经济全球化深入发展的今天，金融危机外溢性凸显，国际金融风险点仍然不少。一些国家的货币政策和财政政策调整形成的风险外溢效应，有可能对我国金融安全形成外部冲击。对存在的金融风险点，我们一定要心中有数，增强风险防范意识，未雨绸缪，密切监测，准确预判，有效防范，不忽视一个风险，不放过一个隐患。从 2020 年 2 月 21 日到 3 月 6 日，新冠肺炎疫情向全球蔓延，美国股市反复剧烈震荡，激起了全球市场恐慌情绪升温，随后美联储重启量化宽松闸门，全球主要央行跟随放松银根。中美经济深度交融，美股震荡不可避免影响国内市场，相关信号务必引起重视。

一、近期美股剧烈震荡态势值得关注

纵观人类发展史，没有百战百胜的将军，没有只涨不跌的市场。美股在 12 年牛市后上演大起大落，过去两周经历了国际金融危机后最为惊心动魄的"蹦极",投资者情绪剧烈波动,暴跌与暴涨行情交替出现,总体处于"牛"去"熊"来的轨道,走势犹如"过山车"。

(一)全线暴跌一周

美股牛市从今年2月21日开始全线收跌,至28日标普500指数累计下跌11.49%,道琼斯指数累计下跌12.36%,纳斯达克指数累计下跌10.54%。其中24日至28日创2008年国际金融危机以来最差的一周表现,几乎抹去过去两年的涨幅,跌幅堪比次贷危机。美国市场恐慌指数几乎飙到50,比起前两个月15的平均值飙升超200%,多数交易员逼近疯狂的状态。

(二)降息后短暂暴涨

美股创2008年国际金融危机以来最差一周后,特朗普总统批评鲍威尔和美联储行动迟缓,但3月2日出现报复性反弹,三大股指均高开上扬。其中,道琼斯指数涨幅达5.09%,创2009年3月以来最大单日涨幅,标普500指数涨幅达4.6%,纳斯达克指数涨幅达4.49%。3月3日,美联储紧急宣布下调联邦基准利率50个基点后遭遇"黑色星期二",股指不涨反跌,道琼斯指数狂泻近800点。3月4日终于迎来强势反弹,道琼斯指数涨4.53%,标普500指数涨4.22%,纳斯达克指数涨3.85%。

(三)降息后再跌谷底

3月5日三大股指集体低开下跌不止,跌幅均超过3%,道琼斯指数跌969.58点、跌幅为3.58%,标普500指数跌106.18点、跌幅为3.39%,纳斯达克指数跌279.49点、跌幅为3.1%。3月6日三大股指继续保持跌势,道琼斯指数跌0.98%,纳斯达克指数跌1.87%,标普500指数跌1.7%。德银首席股票策略师表示,美股跌势还没有结束,趋势性震荡将是今年美股的"新常态"。

二、导致美股剧烈震荡的主要原因

美股出现剧烈震荡不是空穴来风,不仅仅是新冠肺炎疫情的影响,而是有着深层次的根源。

（一）增长成色欠足，大盘表现不稳

股市是经济的晴雨表，股市不稳是经济出现问题的集中反映。美国去年经济增速为2.3%，同比低于2018年0.6个百分点，低于美国政府预定增长目标0.6个百分点，出现明显的下行周期。今年以来除就业外的经济指标均不好看，工业和制造业低迷，服务业活动放缓，进出口双双下降。2月份ISM制造业指数降至50.1%、同期同比低于前两年10.8个和4.1个百分点，其中ISM制造业物价支付指数跌至去年10月以来最低水平。3月2日至6日的美元指数下跌2.4%，为2016年2月以来最差的一周，10年期国债收益率跌破"1"至0.768%，跌幅达到25.1%，30年期美国国债收益率跌至历史新低1.291%，跌幅达到22.9%，均创历史新低。美国政府经济顾问库德洛坦言，美国经济增速预计将于第二季度放缓，第三季度也有放缓的可能。股市频频出现过度反应，是美国经济增长放缓的压力释放。

（二）赤字急剧膨胀，债务危机凸显

在过去50年里，美国经济表现良好年份的财政赤字平均占GDP的比重为1.5%，目前已在4.6%以上，赤字雪球越滚越大推动政府债务杠杆越来越高。美国财政部公布的数据显示，联邦债务总额已经高达23.25万亿美元，美国的债务炸弹一触即发。华尔街商品大王、亿万富翁吉姆·罗杰斯认为，在庞大的债务问题重压下，美国面临着比2008年国际金融危机还要严重的一场危机，受美国债务及美股高估值的影响，美元资产或将成为威胁。法国兴业银行证券全球策略师爱德华兹认为，随着财政负债逐渐失控，迫使美国向市场注入大量资金，作为对抗不可逾越的债务水平的唯一解决方案，这反过来将导致全球经济冻结，进入"金融冰河时代"。

（三）牛市踩高跳空，估值理性回归

今年以来不到两个月，美股指数屡刷历史新高，标普500平均市盈率为23.95倍、市净率为3.55倍、股息率为1.78%，道琼斯工业指数平均市盈率为22.16倍、市净率为4.94倍、股息率为2.11%，整体估值处于10多年来最高点，而市场回报率却处于最低点，说明美股超长牛市行将结束，近期频频震荡是市场回调的自我修正。高盛独立董事奥本海默警告，以较低的收益率为代价实现较高的市盈率，导致市场正在失控。曾准确预测 2000 年互联网泡沫破裂和 2007 年房价下跌的诺贝尔经济学奖得主罗伯特·席勒认为，美国股市市值被严重高估了 40%，将不可避免地发生剧烈修正。德意志银行的研究报告曾指出，当前市场对股市的曝险过高预示着即将出现抛售。美国卢佛集团首席投资策略师指出，股市回调将降低估值，抑制投资者的亢奋情绪，并给过度炒作的科技股降温。

（四）疫情风险升温，金融恐慌飙高

国际货币基金组织总裁格奥尔基耶娃 3 月 4 日指出，新冠病毒在全球扩散，粉碎了今年经济更强劲增长的希望，并将使今年全球产出增幅维持在自国际金融危机以来的最低水平。美联储褐皮书表示：美国经济温和扩张，新冠病毒拖累了部分供应链，因制造商担心疫情破坏经济。诺贝尔奖得主、美国经济学家罗伯特·席勒警告说，虽然最初对全球经济的直接影响有限，但这种病毒使人们突然意识到有更大的风险，这将给全球金融市场带来压力。恐惧滋养恐惧。如果一个投资者感觉其他投资者缺乏安全感，他也会感到不安，也会感到恐惧。这就像是一种病毒，因为它是如此神秘，可以引发掩盖事实的强大的叙事。这使事情变得非常危险和不可预测。因此，该病毒确实可能引发一系列类似新的金融危机的事件。美国投资者将新型冠状病毒视为所谓的"对岸的火灾"，为了避免错过股价上涨，将美国股票的配置比例提高至接近极限。欧洲太平洋资本公司首席执行官兼首席全球策略师希夫认为，美国经济正处于巨大泡沫中，也许冠状病毒将成为那根戳破泡沫的针。

三、防范美股震荡冲击国内市场的建议

美国是全球第一大经济体，美股是全球股市领头羊，经济金融周期有

很强的外溢性，美股稍有风吹草动，都将激起国际市场"一池春水"，影响全球资金的风险偏好，我国资本市场也很难独善其身。加之国外疫情正在蔓延，美股波动放大是大概率事件，国内市场面临的考验会加大，有关部门应早做预案，积极稳妥应对美股震荡形成的负面冲击。

（一）有效防控金融恐慌，稳定改善市场预期

如果美国政府措施失当，使得疫情蔓延、经济放缓与股指下跌同频共振，金融恐慌情绪就如同瘟疫一样传染给全球股市，进而打击投资者信心，冲击金融市场稳定，国内市场难免被感染。建议有关方面强化防范意识，用好美股引起避险情绪升温机遇，通盘考虑金融恐慌对资本市场和国民经济的影响，提前谋划防控金融恐慌的工作机制和政策预案，确保美股大跌感染 A 股或者在遇到股灾时，能第一时间把金融恐慌情绪释放出来。也要加强舆论监测引导，打击惩戒恶意唱空、唱衰股市的言论，清理整顿肆意捧杀、夸大诱导的言论，做好股民风险警示工作，消除悲观预期，合理引导投资者预期，提高长线思维，培育提升投资者信心。

（二）稳健对冲量化宽松，把握好灵活适度操作的节奏与时机

美国降息引起连锁反应，新一轮大规模量化宽松不可避免。美联储布拉德称，疫情情况快速变化，美联储有足够的灵活性使政策更宽松。美国的休克疗法刚起步，预计美联储将在 2020 年 3 月 18 日、4 月 29 日、6 月 10 日、7 月 29 日、9 月 16 日、11 月 5 日、12 月 16 日，至少还有 3~4 次降息，年内累计降息幅度不少于 75 个基点，联邦目标利率区间由 [1.00%，1.25%] 至少降至 [0.25%，0.50%]。对此应保持政策定力，增强货币政策稳健性，管住货币供给总闸门，不搞大水漫灌，而是通过公开市场逆回购操作的"量增价降"，保持流动性合理充裕，释放出加大逆周期调节的信号。同时要密切关注国际货币持续宽松预期的影响，紧要关头应精准发力，适时适度启动降准降息操作，提高货币政策传导效率，防范国际资金大进大出加大市场脆弱性，防止全球大规模降息触发滞胀风险。

（三）筑牢债务风险防火墙，严密防范系统性风险

政府举债本无可厚非，但当债务效率日益低下、风险积聚过多时就是债务风险高发期，应建好债务风险防火墙，外防美国债务转嫁，内防地方债务爆表。美联储利用美元的货币地位和货币政策稀释全球利差，向各国兜售美债转嫁风险，是推动美国经济增长的惯用武器。尽管过去美国花费0.77 美元的债务可以产生 1 美元 GDP，现在每创造 1 美元 GDP 竟需花费 4 美元的债务。美国依托"坏债"充斥全球的复苏模式依然起作用，对此应积极发挥汇率的对冲功能，不断增强人民币汇率弹性，稳定外汇市场和外汇储备规模，有效管控外部债务转嫁风险。同时要分类施策、精准拆弹，把握好地方政府举债的规模和节奏，督促专项债券优化投向、提高使用效率，完善债务风险防范处置机制，防范化解地方政府隐性债务风险，确保打赢防范化解重大风险攻坚战。

（四）洞察中美经贸摩擦变数，推动外贸外资高质量发展

毋庸置疑，中美第一阶段经贸协议文本落地并在经贸、投资、金融市场等方面产生积极效应。但海外疫情发酵和全球经济复苏疲弱，给下一阶段的中美经贸摩擦增添了不少变数，今年前两月中美贸易额同比下降近20%。建议有关方面下好先手棋，把今后谈判桌上可能遇到的经贸较量搞清楚，并在应对预案上做足功课，确保疫情结束后随时出手，用我们的先手制胜拦截美方的措手不及。还应多措并举稳住外贸外资基本盘，完善出口退税和信用保险等政策，促进优质商品和服务进口，推进国际市场多元化，做好稳外资工作，加强贸易沟通协调，维护全球供应链和贸易投资稳定健康发展。

（2020 年 3 月 9 日）

疫情或引爆欧债危机火药桶宜早做防范

2017 年 7 月 14 日，习近平总书记出席全国金融工作会议并发表重要讲话强调，防止发生系统性金融风险是金融工作的永恒主题，要把主动防范化解系统性金融风险放在更加重要的位置，科学防范，早识别、早预警、早发现、早处置，着力防范化解重点领域风险，着力完善金融安全防线和风险应急处置机制。《易·系辞下》云："知几其神乎。……几者，动之微，吉之先见者也。" 2019 年以来欧洲经济下行风险渐露头角，疫情蔓延使得疲弱的欧洲经济雪上加霜。国际货币基金组织发布的《世界经济展望》预计，今年为 20 世纪 30 年代大萧条以来最严重的经济衰退，其中欧元区 GDP 萎缩 7.5%，低于全球 4.5 个百分点。为了刺激经济，欧洲央行开闸放水，各国财政扩大债务规模，加大了原本高企的债务系统性风险。今年是欧洲主权债务偿还的高峰期，如短期内控制不住疫情，新一轮欧洲债务危机一触即发，这将给我国发展带来不利影响。

一、疫情或将引爆欧洲债务危机的火药桶

100 多年前有人曾经预言："欧洲变成一只火药桶，只等一粒火星将它引爆"。今天的欧洲疫情累计确诊病例 85.5 万，现有病例 57.1 万，死亡病例 7.4 万，仍处于战"役"前沿阵地，随着"封城""锁国""禁旅"的持续，新一轮欧洲债务危机大有卷土重来之势。欧洲央行管委会委员表示，

如果欧洲各国未能在这场危机中合作，恐将使欧洲财政刺激计划留下永久伤痕，疫情有可能成为第二次主权债务危机的导火线。从目前情况看，主要有四大火药桶值得重点关注。

（一）意大利引爆欧债危机的可能性最大

去年意大利的经济增长率为 0.3%，实现 GDP 2 万亿美元，在全球万亿美元俱乐部中排名第 8 位。截至 4 月 14 日，意大利累计确诊逾 16 万例，累计死亡超 2 万例。意大利商业联合会的报告表明，一季度 GDP 下滑 3.5 个百分点，4 月则可能加剧至 13%。国际货币基金组织发布的报告预计，意大利今年的 GDP 将减少 9.1%。一是生产萎缩，3 月制造业 PMI 为 40.3%，创 2009 年 4 月以来最低水平，工业生产较 2 月份下降了 16.6%，为 11 年来最大降幅。二是市场停滞，消费者信心指数陡降，各行业消费萎缩历史罕见，3 月消费同比锐减 31.7%，汽车销售减少了 85.42%，服装及鞋业销售下降 100%。三是失业剧增，意大利统计局公布的数据显示，去年的失业率下降到 10%，今年 2 月又飙升至 29.6%；高盛预测意大利今年的失业率为 17%。四是赤字和债务剧增，意大利政府推出的经济纾困法令和救助法案涉及金额近 1000 亿欧元，对于尚未完全走出欧债危机泥潭的国家而言，如此规模的财政刺激意味着，今年赤字和债务将突破欧盟红线，有预计指出赤字率将远超 3%、债务率将上升至 137%。不仅如此，近日意大利财政部声称将考虑大额的赤字偏差，并更新了今年的公共债务指导原则，预计将扩大零售债券、全球债券和绿色债券的发行规模。意大利总理孔特多次呼吁欧盟放松对预算赤字水平的限制，并呼吁欧盟发行"新冠债券"，以帮助抗疫和复苏经济。所有这些预示着，意大利可能会再次陷入财政危机。

（二）西班牙有可能是欧债危机的导火索

去年西班牙的经济增长率为 2%，实现 GDP 1.39 万亿美元，在全球万亿美元俱乐部中排名第 13 位。目前西班牙累计确诊逾 17 万例，累计死亡超 1.8 万例。西班牙政府已宣布将在国家进入紧急状态延长到 5 月 11 日期间，叫停所有非必需的全国性商业活动，使得整个供应链严重中断，经济遭遇"滑铁卢"，今年经济将因疫情而陷入严重衰退。国际货币基金组织发布的报告预计，今年西班牙的国内生产总值将因新冠肺炎疫情下跌8%。从生产看，制造业停工和服务业停摆，3月份制造业PMI从2月份的50.4%降至45.7%，为2013年4月以来的最低水平。从消费看，疫情对西班牙家庭消费支出造成"显著影响"，3月新车销售同比下滑69.3%，3月份服务业PMI只有23%。从就业看，疫情发生以来已裁减近90万个工作岗位，后续就业情况进一步恶化，市场预测失业率很可能重新反弹至20%以上，国际货币基金组织预测失业率将会超过20%。从财政金融形势看，截至3月末政府计划支出3000亿欧元对抗疫情，西班牙政府为应对疫情暂停水电设施的账单支付，赤字率和债务率将在去年分别为2.6%和95.5%的基础上进一步升高，金融状况和财政指标明显恶化，银行不良贷款率达4.83%。西班牙首相和经济部长多次呼吁，必须有一个欧盟体系来分担债务，以克服新型冠状病毒危机，并建议发行与新冠肺炎疫情相关的欧元债券。

（三）法国爆发债务危机的可能性大增

法国去年的经济增长率为1.3%，实现GDP 2.71万亿美元，在全球万亿美元俱乐部中排名第7位。法国疫情累计确诊近14万例，累计死亡近1.6万例，再次延长了全国范围内的严格封锁。疫情对法国经济的冲击巨大，并已陷入1945年以来的最严重衰退，法国政府预计今年国内生产总值将收缩8%，国际货币基金组织预测今年经济增长为−7.2%。从生产方面看，3月制造业采购经理人指数为42.9，米其林、爱马仕、香奈儿、雷诺、空客、标雪等企业，纷纷宣布停产并关闭工厂，预计4月底将出现倒闭潮，法国央行对8500家企业的调查显示，国内经济活动较往年明显减少了三成以上。从消费看，3月份汽车销量大跌72%，农产品销售困难重重，20多个网上服务平台都在面临崩溃，酒店餐饮服务都遵循政令暂时停业，家庭消费出现放缓。从就业看，去年第四季度失业率为8.1%，随着疫情蔓延，工业和服务业活动双双停滞，失业压力越来越大，高盛预计法国今年失业率约为10%。从财政金融看，欧盟委员会批准法国支持经济发展的国家援助计划，旨在动用3000亿欧元的流动性支撑经济发展。法国政府计划在预算中将应对危机的援助计划的资金增加100亿欧元至1100亿欧元。法国预算部门表示，2020年的赤字没有设上限，预计今年财政赤字将占GDP的9%，紧急支出将导致公共债务占GDP的比重也将达112%。而且马克龙政府继承了长期积累的庞大债务，与应对疫情的财政刺激一起发酵，加剧财政失衡与债务积累，并成为欧洲执行财政纪律与公共财政表现最差国家之一。

（四）英国爆发债务危机的概率明显提升

英国去年的经济增长率为1.4%，实现GDP 2.83万亿美元，在全球万亿美元俱乐部中排名第6位。英国疫情累计确诊近9.5万例，累计死亡近1.2万例。英国预算预测机构表示，由于实施封锁措施，今年经济或萎缩13%，为三个世纪以来最严重萎缩。国际货币基金组织预测今年经济增长率为–6.5%，低于此前预测7.9个百分点。惠誉将英国主权信用评级从AA下调至AA–级，前景展望负面。从生产看，经济活动"骤降"，3月制造业PMI录得47.8%，创2012年7月以来新低，运输延误和原材料短缺导致供应商交货时间增加，且增加幅度为记录最大，企业乐观情绪下跌至记录新低。从消费看，滑坡严重，在线零售业消费额和实体店购买量均出现大幅下滑，最大连锁超市乐购销量下跌8%，一季度汽车销量下降了31%，服务业遭遇了自1996年调查开始以来最大幅度的下滑。从就业看，英国统计局的调查数据显示，27%的受访企业表示将在短期内裁员；高盛预计今年英国失业率将升至8.5%；英国预算责任办公室认为失业率将攀升逾一倍至10%。从财政金融看，英国政府预算报告公布了5年内1700亿英镑投资计划以及30年来最大政府债务扩张，政府债务或超过相当于GDP的100%，财政赤字率将达到14%，高于2007年开始的国际金融危机后触及的10%的水平。不仅如此，英国财政部和央行联合声明，为抗击冠状病毒提供资金，央行将暂时可以直接货币化政府债务，直到疫情平息。这意味着现在它比美联储或者欧洲央行更加直接参与政府财政，将扩大财政部在英国央行的透支账户规模，开启了"直升机撒钱"，今后英国政府通过无限量透支，将使债务水平只有更高、没有最高。

总之，面对疫情冲击，欧洲国家不惜动用非常手段，远远突破了《马斯特里赫特条约》对赤字率和债务率的限制，有的国家正在考虑发行特殊国债或者发行超长期国债。这种靠大规模举债刺激政策来托底经济的办法，可以帮助企业和居民渡过难关，但也会导致政府债务飙升难以控制。加之今年是欧洲主权债务偿还的高峰期，其中4月和7月的到期量最高，其中意大利、法国、西班牙和英国不仅债务到期还本付息量大，债务水平已经很高，而且债务率还在进一步加速爬高，若欧洲疫情稳不住，经济滑坡更快，迫使这些国家持续大量举债，债务危机将率先在这些国家重燃，并很快传染到政府债务大幅上升的国家乃至整个欧洲。对此，未来应需密切关注欧洲尤其是上述四国疫情变化和经济走势，高度警惕可能再度发生的欧洲债务危机。

二、欧洲债务危机爆发对我国的可能影响

时至今日，欧盟已成为我国的第一大贸易伙伴、第一大出口市场、第一大技术引进来源地和第二大进口市场。新一轮欧洲债务危机一旦爆发，冲击力和传染性远远超过上一轮危机，必然将对我国与全球经济都将产生重大而深远的影响，既有机遇也有挑战，总体上挑战大于机遇。对此，我们应做好充分的准备。

（一）将加速恶化我国发展的外部环境

迫于疫情对经济活动的巨大冲击，全球经济遇到20世纪30年代大萧条以来最糟糕的全球经济衰退。如果疫情持续时间更长，很多欧洲国家不得不持续量化宽松，扩大预算赤字，加重政府债务负担，导致融资条件每

况愈下，尤其在意大利、西班牙、法国和英国等疫情和债务形势都非常严重的国家，无法通过借新还旧方式偿还到期债务时，率先爆发债务危机不可避免。由于欧洲各国普遍借债规模巨大，债务权益关系错综复杂，一国负债超过自身清偿能力会滋生连锁效应，使债务危机从一国扩散和蔓延到多国，并通过贸易投资和市场链接扩散到欧洲地区，甚至对全球经济健康复苏造成严重冲击，再度将世界经济推到难以自拔的深渊之中，进而使我国面临更为严峻的外部环境挑战。

（二）对我国进出口产生较大不利影响

欧盟连续 15 年是我国第一大贸易伙伴、第一大进口来源地和第二大出口市场，中欧之间平均每分钟贸易往来超过 100 万美元。这两年我国对欧洲出口增速明显放慢，前年增长 9.9%，去年放缓至 0.5%，下降 9.4 个百分点，今年一季度对欧洲出口增速大幅下滑 24.3%，对经济的负面效果开始逐渐显现。同时，疫情下各国均按下经济的"暂停键"，一季度以美元计价的进口同比下滑 2.9%，其中自欧盟的进口下滑 6.5%。但由于欧洲从 3 月中下旬才开始严控疫情，预计对进出口的影响还未完全显现，预计二季度对欧洲进出口压力会更大。这个时候如爆发欧洲债务危机，势必加速欧盟国家经济衰退，消费能力不断下降，市场需求也会大幅萎缩，这将通过进出口渠道进一步拖累我国外需。我国出口企业直接订单延期或取消，新签订单将大量减少，不少中小外贸企业必然遭遇生产和生存危机，甚至濒临工厂倒闭、工人失业的破产现象。

（三）有可能诱发人民币汇率大幅波动

目前我国绝大多数对欧盟出口商品的企业都用欧元结算，一旦疫情引爆欧洲债务危机，将加剧对欧元贬值的预期，欧元兑世界主要货币的汇率将不断波动下行，欧元兑人民币汇率更是大幅下行且波动剧烈，换汇成本和外贸报价难度大增。因为我国与欧洲的贸易量出口远大于进口，人民币对欧元的汇率升值，出口企业要付出更多的本国货币，形成直接的汇兑损失，抬高出口企业的产品成本，导致出口企业的利润和竞争力下降。再加上进口国家债台高筑，导致银行难以给进口企业提供担保和发放信用证，进口企业因资金链断裂导致出口企业赔本的风险大幅上升，对于我国已销售了货物但还未收货款或已签了订单的出口企业来说，将面临更大的交易风险、会计风险和经济风险。

（四）针对我国商品的反倾销调查越来越多

今年以来欧盟已对我国发起 4 起反倾销立案调查并征收高额关税，分别是 2 月 14 日对原产于我国的铝型材发起反倾销调查，3 月 4 日对从我国进口的钢制轮毂征收 50.3%~66.4% 的反倾销税（为期 5 年），4 月 8 日对原产于我国的热轧不锈钢板卷征收 14.5% 至 18.9% 不等的临时反倾销税，4 月 9 日对原产自我国的石墨电极发起反倾销调查。这在世贸组织各成员方反倾销的实践中极为罕见，透露出来的贸易保护主义信号值得警惕。欧盟的反倾销调查及贸易制裁，说明欧盟对我国的贸易保护主义重新抬头，加之欧盟环保、安全、符合技术标准的规定苛刻。比如，德国不仅自己对中国在德投资画下红线，还推动欧盟于 2019 年 4 月通过了《欧盟外资审查框架条例》，试图以此调整我国在欧盟投资的政策待遇。预计今后欧盟为了平复自己的危机，还会采取贸易保护措施，中欧贸易争端案件的数量将有增无减。

三、预警防范欧洲债务危机的初步建议

唐代的柳宗元在《愈膏肓疾赋》中说过："上医疗未萌之兆，中医攻有兆之者。"目前疫情对欧洲经济冲击巨大，且远未见底。欧盟委员会主席冯德莱恩指出，疫情冲击很可能让整个欧洲经济陷入衰退。在疫情蔓延和经济衰退双重夹击之下，欧洲国家频频射出货币开闸放水、扩大财政赤字和增发政府债券三支箭，很快刺穿欧债阴霾，引爆欧洲债务危机是大概率事件。这对我国虽无近忧但须远虑，应坚持底线思维，从战略和全局高度出发，密切关注欧债变化，超前谋划预警防范，做好较长时间应对欧债危机

的思想准备和工作准备。

（一）建立欧债危机预警防范机制

建议财政、金融、商务和外交等有关部门"组团"协同作战，各自组织精兵强将，加强对欧洲及全球经济形势的研判分析，实时跟踪欧洲疫情和债务的形势变化，做好对重点国家债务变化的定期"会诊"，对欧债危机的触发条件和传递链条做到心中有数，能够拿出有前瞻性和针对性的预案举措。欧债危机预警防范机制不必另起炉灶，而是要融入疫情防控和对欧经贸合作工作之中，形成常态化工作机制，在加强双边和多边协调合作中顺势而为，做好对经济债务风险的监测，因时因势调整预警着力点和防范预案。

（二）多措并举稳住外贸外资基本盘

稳住外贸外资是扩大消费、促进增长的发动机。历史经验一再表明，外贸外资年初出现减速后，将很快进入恢复性增长，对全年大局基本没有影响。但是，疫情如果拉响欧债危机警报导致国际需求下降，外贸外资环境恶化的时间可能不会短，对此应有充分认识和准备。中央已经出手的政策"组合拳"应不折不扣落地落实，同时还要密切分析外贸外资的变化情况，针对外贸外资遇到的难点、堵点、痛点，研究出台更有含金量、可操作的普惠特惠举措，建立与疫情防控相适应的外贸与外资秩序，为国内企业参与国际竞争创造低成本的制度环境，为外商长期投资经营创造高效便捷的政务服务，确保全年稳外贸稳外资目标如期实现。

（三）化被动为主动有效化解贸易争端

欧盟以非市场经济地位为借口，视我国为反倾销重点对象在所难免。应认真研究以往案例，总结经验教训，建立反倾销快速反应和应诉机制，加快完善我国反倾销法律防范体系。建立由政府支持、行业协会牵头、出口企业参与的反倾销诉讼基金，专门为企业应诉提供资金保障。有关部门要加大与贸易伙伴的交涉力度，在企业遇到贸易调查时尽可能争取对方撤诉，及时有效化解各种纠纷。也应加大对欧盟国家输入我国商品的反倾销调查力度，按照我国反倾销标准采取相应的反倾销措施，提升对欧盟反倾销的威慑力。要利用外交和谈判手段促使欧盟尽快承认中国的市场经济地位，在双边或多边协定中推进关于限制反倾销协议的签订，用活世贸组织争端解决机制扭转屡遭反倾销的不公局面。还要规范整顿出口秩序，鼓励高端出口，减少低端出口，严厉打击出口低价竞争行为，不给欧盟实施反倾销机会。

（四）重视管控地方政府性债务风险

我国政府总的负债率不足40%，低于欧盟60%的警戒线，也低于主要市场经济国家和新兴市场国家水平。但这不含地方政府隐性债务，加上隐性债务后的总负债率虽会抬高，但债务风险总体可控，而华东、华中和西南局部地方的债务风险隐患较大，也不排除个别基层政府的债务爆表。积极财政政策应更加积极有为，可适当适度提高财政赤字率、发行特别国债和增加地方政府专项债券规模。同时要在把控国家债务整体安全的情况下，本着兼顾吃饭、发展和还债的原则，探索形成差异化政府债务管理模式，通过科学的债务风险指标和预警区间，对地方政府性债务定期进行体检。对历史欠账少、项目支撑强、财源后劲足的地区，放开地方政府债务限额；对历史欠账多、拆东墙补西墙、还款能力弱的地区，应从严控制地方政府债务限额。

（2020年4月17日）

疫情或引爆欧债危机火药桶宜早做防范

外汇占款负增长的连锁效应及应对建言

2020 年 2 月 23 日，习近平总书记在统筹推进新冠肺炎疫情防控和经济社会发展工作部署会议上的讲话中强调，要保障外贸产业链、供应链畅通运转，稳定国际市场份额。要用足用好出口退税、出口信用保险等合规的外贸政策工具，扩大出口信贷投放，适度放宽承保和理赔条件；要简化通关手续，降低港口、检验检疫等环节收费，推出更多外汇便利化业务。要鼓励各地促增量、稳存量并举，抓好重大外资项目落地。要扩大金融等服务业对外开放；要继续优化营商环境，做好招商、安商、稳商工作，增强外商长期投资经营的信心。3 月 26 日，他在二十国集团领导人特别峰会上的发言中呼吁，加强国际宏观经济政策协调，疫情对全球生产和需求造成全面冲击，各国应该联手加大宏观政策对冲力度，防止世界经济陷入衰退。要实施有力有效的财政和货币政策，促进各国货币汇率基本稳定。

受疫情和内外部多重因素影响，一季度国际收支保持基本稳定，银行结售汇高额逆差，外汇占款不仅没有增长，反而逐月加速下降，呈现出负增长的趋势性特征。随着全球疫情的持续蔓延和世界经济的深度衰退，预计年内外汇占款增长将持续走低，负增长幅度有可能进一步加大，这对外贸外资外汇和金融市场稳定都将产生重要的影响。对此需要高度关注，并加强观察分析，洞悉和掌握外汇占款变动的新动向新特点，以便实施更有前瞻性和主动性的宏观调控。

一、当前外汇占款受疫情冲击再度负增长

今年以来受疫情严重冲击，全球贸易紧张局势重压重重，我国外需不确定性因素剧增，外汇占款增长大幅度放缓。中国人民银行公布的数据显示，今年1月外汇占款余额扭转了连续17个月下降的态势，但在经历1月份小幅回升之后却又进入负增长的轨道，而且央行口径外汇占款余额减少的数量逐月增加，下降幅度呈现出明显扩大的趋势。

（一）从存量看，外汇占款余额已处于三年来最低水平

2018年前3个月外汇占款余额分别为21.4833万亿元、21.4874万亿元和21.4952万亿元；2019年前3个月的外汇占款余额分别为21.2544万亿元、21.2541万亿元和21.2537万亿元；今年前3个月的外汇占款余额分别为21.2374万亿元、21.2249万亿元和21.2079万亿元。今年一季度的外汇占款存量，与2018年同期相比减少了2873亿元，比去年同期减少458亿元，这是历史上少有过的现象。

（二）从增量看，外汇占款负增长加大趋势明显

2018年前3个月外汇占款增加额分别为44.82亿元、40.51亿元和78.38亿元；2019年前3个月外汇占款增加额分别为–12.41亿元、–3.3亿元和–4.59亿元；今年前3个月外汇占款增加额分别为57.17亿元、–125.34亿元和–170.05亿元。今年一季度末的外汇占款增量，与2018年同期相比减少了248.43亿元，与去年同期相比减少173.35亿元。而且2018年一季度外汇占款增量呈逐月增加态势，去年外汇占款逐月下降但降幅不算大，而今年外汇占款逐月下降的幅度明显加大，仅3月份降幅为去年月均外汇占款降幅的8.5倍，3月单月顶去年8个半月。

外汇占款出现负增长的趋势性变化，新增外汇占款下降幅度过大，绝非空穴来风，而是由于多方面的原因引起的。最主要的原因是疫情对全球价值链和服务贸易的冲击，不可避免地导致我国经济下行和外需下滑程度

前所未有，并给外汇占款带来持续负增长的严重后果。具体来分析，主要有以下几个方面：

一是经济基本盘不景气的必然反映。外汇占款是反映国民经济景气状况的一个重要指标。当经济基本盘处于景气繁荣时，实体经济、股市和房地产投资回报率都较高，境外资金大幅度流入，导致外汇占款增加；反之，每当经济基本盘处于不景气时期，往往会出现外汇占款降低的表现。今年以来受突如其来的新冠肺炎疫情的影响，国民经济循环不畅，出现了前所未有的增长下滑，一季度 GDP 同比下降 6.8%，致使外汇占款这种经济运行的脉搏出现异常不可避免。

二是外需疲软导致贸易状况恶化所致。按照历史的经验，受春节等季节因素的影响，以往年度 2 月份贸易顺差较低甚至出现逆差，3 月份通常将出现较大幅度的回升。但今年的情况大为不同，前 2 个月进出口贸易同比下降 9.6%，贸易逆差 426 亿元；3 月份进出口贸易同比下降 6.4%，贸易顺差 983 亿元，降幅比 1—2 月份收窄了 3.2 个百分点，但是没有出现大幅回升，而且实现了较多的贸易顺差，这对外汇供求的改变和外汇占款降低有很大影响。特别是美国、欧盟和日本三大贸易伙伴的经济增长乏力，导致我国出口量分别下降 23.6%、14.2%、14.1%，为外汇占款的下降趋势创造了客观的基础和条件。

三是实际使用外资低位运行的影响较大。国际收支保持了基本平衡，2013 年以来我国经常账户顺差占 GDP 的比重分别为 1.5%、2.3%、2.8%、1.8%、1.6%、0.2% 和 1%，远低于 4% 的国际公认合理水平；非储备性质金融账户占 GDP 的比重分别为 3.6%、–0.5%、–3.9%、–3.7%、0.9%、1.3% 和 0.3%，尤其是近 3 年持续呈现小幅顺差态势。2017 年至 2019 年实际使用外资增长速度分别为 4%、3% 和 2.4%，处于持续下跌状态，平均每年下跌 0.53 个百分点。今年一季度受新冠肺炎疫情影响，全国实际使用外资同比下降 10.8%，其中 3 月份同比下降 14.1%，降幅较 2 月当月收窄 11.5 个百分点。

四是企业和个人结汇意愿增强是推手。与去年企业和个人"购汇意愿稳定，持汇意愿有所减弱"的情况不同，今年面对疫情的严重冲击，企业和个人结汇意愿明显增强，带动银行代客结售汇逆差扩大，从而减少了当月新增的外汇占款。国家外汇管理局 4 月 17 日公布的数据显示，虽然一季度银行远期结售汇依然维持顺差，但 3 月份银行代客涉外收付款出现 307 亿美元（约 2165 亿元人民币）的逆差，主要是证券投资项下跨境人民币净流出增多，在一定程度佐证了短期资本加快流出的态势，是外汇占款负增长的重要推手。

二、今年外汇占款负增长趋势在所难免

今年 4 个月的时间已经过去了，当前国内保持疫情防控成果、防止疫情反弹的任务繁重，经济发展面临的挑战前所未有，影响外汇占款增长的变数很多也很大。从各方面因素综合判断，导致外汇占款恢复正增长的基础和条件不易形成，年内仍将保持逐月减少的走势，全年呈现负增长趋势是大概率事件。

（一）外贸出口压力短期内无法消除

目前海外疫情仍在持续发酵，确诊病例正向 250 万人靠拢，而且每天还有近万人的新增确诊，海外疫情掐断了全球供应链和贸易链，不少国家延长了封锁期限和经济关闭期，解除"锁港""封城"尚有时日。国际货币基金组织预计今年全球经济将萎缩 3%，为 20 世纪 30 年代大萧条以来最严重的经济衰退。世界贸易组织 8 日预测，受新冠疫情影响，今年全球贸易将缩水 13% 到 32%，有可能在 2021 年出现复苏。加之为抗击疫情，各国大肆举债，全球政府债务飙升至 2.1 万亿美元的新高，是近三年平均 0.9 万亿美元的 2 倍多，达到了极限水平。加之全球贸易保护主义抬头，出口订单和市场份额增长空间将受到更严重的挤压，贸易顺差很可能会收窄，通过

贸易顺差形成外汇占款也面临压力。

（二）全球量化宽松加码助推外汇占款减少

尤其是美联储时隔 12 年重启"零利率＋量化宽松"组合政策，在推出 7000 亿美元的宽松剂量之后，又开启无限量的量化宽松，实施开放式资产购买计划，大幅扩张其资产负债表，暂时可缓解市场流动性紧张。但是疫情过后必然出现流动性泛滥，又将导致美元供给过剩，催生资产泡沫，人民币面临升值压力，陷入汇率稳定、资本自由流动和独立货币政策"不可能三角"的境地。美国货币政策转向，全球的超低息环境不会改变，国内存量国际套利资本的流出压力会减小。

（三）利用外商直接投资规模道阻且长

从 2015 年至 2019 年的情况看，每年第一季度利用外资占全年利用外资总额的比例分别为 27.46%、27.57%、25.84%、25.69% 和 25.73%，五年平均为 26.46%。在没有意外的情况下，按照今年第一季度的利用外资规模测算，全年估计应在 8170.45 亿元，与去年相比减少 1244.55 亿元，下降幅度为 13.22%，为近年来低谷水平。这说明我国经济下行压力加大，对国际资本的吸引力有所弱化，不利于从吸引外资的渠道增加外汇占款。

（四）市场主体结售汇意愿下降趋势明显

企业和个人的结售汇预期体现了结汇的主观意愿，结汇意愿与人民币汇率预期变化密切相关。一般而言，在人民币升值预期较强时，企业和个人选择将外汇卖给银行，换取人民币，即银行结汇，并由此导致金融机构外汇占款增加；与此相对应，在人民币出现贬值预期时，企业和个人倾向于增加外汇存款，并由此导致金融机构外汇占款减少。在人们预期人民币汇率贬值的情况下，企业或个人拿到外汇以后不一定立即结汇，有可能以外汇存款的形式保留。一季度美元指数上涨 2.8%，人民币对美元即期汇率小幅下降 1.8%，个人净购汇同比下降 25%，显示个人购汇意愿也是理性、有序的，是顺应居民持汇意愿上升、经济周期下行的合理调整。由于人民币兑美元汇率持续疲弱，汇率波动风险加大，企业和个人结汇意愿有所下降。

（五）疫情下人民币汇率贬值压力挥之不去

人民币汇率长期单边升值是我国多年保持资本项下顺差的关键因素，但经过危机之后的几年调整，我国的国际收支开始趋于平衡，经常项目顺差占GDP之比已从2007年、2008年最高时曾达到10%左右逐步回落至3%或4%的合理区间以内，人民币对美元不再是单边升值，而是双向波动，传统的汇差套利空间趋于缩小。近期外汇占款显示的负增长趋势与人民币汇率的贬值预期相伴。在世界经济陷入衰退和国际金融动荡加剧的大背景下，我国作为开放程度越来越高的经济体，境外需求大幅萎缩，海外人民币贬值预期升温，促使企业和个人持有外汇，减少结汇售汇，将导致外汇占款的持续减少。

从总体上判断，我国经济长期向好基本面没有改变，疫情防控向好态势日益巩固，生产生活秩序加快恢复，这对稳定外汇占款预期彰显利好作用。但疫情这个超级"灰犀牛"是我国和全球经济面临的不稳定不确定因素，对今明年经济的负面影响不可估量。而且在上述五大因素的综合拖累下，预计年内外汇占款负增长的趋势很难改变。对此应有清醒的认识，同时加强监测分析和应对，防止这种负增长演化为长期趋势，进而给经济带来极为不利的连锁效应。

三、外汇占款负增长趋势将带来连锁反应

外汇占款可以看作是银行收购外汇资产而投放的货币，其增长的自然波动本无可厚非。但它与基础货币供给、贸易投资、汇率预期和市场主体持汇意愿紧密相连，如果出现负增长的趋势性变化，就会与货币政策、外贸外资、股市汇市以及微观经济活动问题搅合在一起，势必滋生一些难以克服的化学反应，对我国的宏观经济治理带来不必要的新问题新挑战。

（一）导致全社会流动性收缩

随着外汇储备规模的稳定增长，外汇占款已成为央行投放基础货币的一个重要渠道，与货币供应量的变化高度正相关，货币供应量随外汇占款的增减而增减。我们注意到，从2014年到2019年，外汇占款在央行总资产中所占的比重分别为80.02%、78.2%、63.84%、59.1%、57.06%和57.21%，今年3月末为58.04%。而同期的外汇占款占基础货币的比重分别为92%、90%、71%、67%、64%和65%，今年3月末为67%。尽管外汇占款对基础货币投放的贡献度明显降低，但仍然占三分之二。外汇占款出现趋势性负增长，意味着基础货币的供给面临收缩。当外汇占款下降到一定程度时，基础货币投放也会同步减少，最终导致全社会货币供应量下降，带来总体流动性收缩的不良后果。这将影响稳健货币政策，以及金融环境稳定性。有专家测算，3月份外汇占款下降将影响M2降幅超1100亿元。再这样下去，外汇占款对基础货币供给影响下降，导致由外汇占款提供的基础货币供给减少，如果不能通过其他途径补充基础货币，将引起社会总体流动性下降，增加经济下滑压力。

（二）加大外贸企业出口困难

外汇占款出现趋势性负增长，对基础货币投放的贡献驶入下滑轨道，这也充分说明，我国基础货币的投放机制发生了较大变化，央行更多运用公开市场操作等政策工具提供基础货币供给，增加了货币政策的主动性和灵活性，外部均衡对国内约束作用有所强化。但这在外需疲弱的特殊时期，外汇占款下滑将使得外贸出口面临较大的下行压力，这是因为外汇占款是零成本的基础货币投放，外贸企业结汇后，获得的人民币资金没有成本压力，所以大都会选择以活期方式暂时存入银行以备用，这有利于降低银行资金成本，有利于向贷款利率传导。一旦外汇占款降低，央行为补充外汇占款流失就通过PSL、MLF等操作来投放流动性，这些资金成本较高，MLF降息之后利率仍为2.95%，造成银行资金成本抬升，对于疫情下的出口无异于雪上加霜。

（三）引发汇率波动潜在风险

今年我国国际收支延续了基本平衡的总体格局，但是一种弱平衡。在这种平衡状态下外汇储备和贸易顺差均容易收缩，外汇占款负增长难免成常态，基础货币供应量因此投放减少在所难免，使得人民币交易市场上贬值压力增大。截至 3 月末，国家外汇储备余额为 3.06 万亿美元，相比 1 月底净减少了 548.64 亿美元。与此同时，从 1 月 2 日到 4 月 3 日，人民币兑美元汇率中间价走势也由 6.9614 贬值为 7.1104，下调了 1490 个基点，创去年 10 月以来新低。如果外汇占款继续大幅下滑，必将进一步导致外需低迷，外汇储备增长减速，人民币被动贬值预期增强，汇率波动的潜在风险加速走高。

（四）刺激跨境资本加快流出

受先行结售汇制度影响，政府部门拥有庞大的外汇资产，私人部门持有大量的人民币资产。外汇占款越是负增长，人民币流动性压力愈加偏紧，人民币贬值预期升温，企业和个人持有人民币资产的意愿就会降低，持有外汇资产的意愿就会增强，大多选择将人民币资产向外汇资产进行转移和平衡。今年第一季度外汇占款下降的同时，外币存款同比下降 0.5%，其中 3 月当月外币存款减少 223 亿美元，同比多减 248 亿美元，这是人民币资产吸引力下降和美元强势虹吸力双向作用，导致这部分美元资金外流。尽管目前的资本流出尚处在适度可控的范围之内，但随着外汇占款降低趋势性特征更加凸显，除热钱加快流出外，私人资本主动跨境流出的压力不可小觑，也不排除有的外资向外加速转移的情况，如果人民币贬值压力延续，资本外流现象可能仍会重演。

四、应对外汇占款负增长连锁效应的建议

当前我国经济发展面临的内外环境发生了重大变化，外汇占款负增长趋势性特征明显，成为统筹疫情防控与经济社会发展遇到的新情况新问

外汇占款负增长的连锁效应及应对建言

题，需要引起高度重视。应密切关注外汇占款的变化新趋势，深入分析外汇占款负增长的根源，并研究出台有针对性和前瞻性的举措，把外汇占款稳定在合理水平，最大程度防控外汇占款波动的负面效应，为稳外贸稳外资稳外汇稳经济创造更好的基础和条件。

我国金融市场韧性强、潜力大，有能力应对外部冲击，预计今后一段时间随着国内经济社会运行的正常恢复以及外贸形势的持续改善，新增外汇占款负增长的局面将会有所改善。但由于全球疫情和经济衰退的不确定性很大，外汇占款总体上负增长的形势难以扭转，因此，不可低估外汇占款大幅度走低的负面效应，要针对外汇占款负增长的难点堵点痛点问题，对症下药，综合施策，超前谋划做好应对。

一要坚持降准降息与多元投放基础货币并举。外汇占款持续减少，迫使央行向货币市场释放的资金减少，造成目前资金供给压力加大，可通过降准降息对冲其对银行流动性带来的负面影响。而且当前我国货币政策空间充裕，货币政策工具种类较多，建议加大逆调节力度以对冲疫情影响。按照稳健货币政策更加灵活适度的要求，适度有序下调存款准备金率和基准利率，有针对性地把金融活水引向实体经济领域和社会薄弱环节，尤其是支持中小微企业的生存生产方面，缓解融资难融资贵的老大难问题。同时可更多通过公开市场操作、再贷款及创新性货币政策工具，优化基础货币结构，引导贷款市场利率下行，以此保持流动性合理充裕。还应顺应国际收支新常态做好预防，加强货币政策预期管理，不断创新流动性的政策调控工具，纠偏市场非理性预期，为金融市场稳定和释放长期流动性保驾护航。

二要加大保出口稳外贸的支持力度。推动已出台稳外贸各项支持政策落实落细，适当调整完善进出口税收政策，确保出口退税应退尽退及时退，进一步降低进出口环节的政府性收费，创新支持外贸出口的财税政策工具，助力企业保市场保订单，把疫情的影响降到最低。发挥出口信用保险的积极作用，加大专项再贷款再贴现的支持力度，澳大利亚近日实施出口企业信贷援助计划，政府设立了5亿澳元的应对疫情出口援助信贷资金，出口企业可获得25万至5000万澳元贷款，可借鉴这一做法，为中小微企业出口提供融资支持。也可以通过注资或发债的形式，鼓励进出口银行和国家开发银行扩大信贷投放，支持有市场、有订单和有份额的出口企业凤凰涅槃、浴火重生。推动跨境电商发展提质增效，鼓励跨境电商综合试验区创新外贸新业态，支持国内跨境电商平台建设海外仓，优化跨境电商的产业链和生态圈，推进对外贸易高质量发展。

三要强化人民币贬值的预期管理。人民币汇率市场化程度越高，越需要加强汇率的预期管理。外汇占款负增长趋势化，导致人民币对美元汇率依然存在贬值压力，更有必要采取措施促使人民币汇率贬值预期收敛。应继续推进人民币汇率形成机制改革，使汇率充分反映我国经济基本面实际情况，并加强外汇市场功能建设，助力人民币汇率弹性增加，提升汇率预期管理的时效性，合理引导市场预期，避免市场误读和"羊群效应"。虽然我国经济总量占全球GDP的比重超过了16%，但人民币在全球外汇储备中仅占1.96%，与世界最大贸易国和工业国的地位不匹配。必须加强人民币支付体系的软硬件建设，完善人民币结算清算法律制度体系，扩大人民币资产配置规模，发展人民币衍生市场，积极扩大人民币适用范围，稳步推广数字货币，增强国际金融话语权。激活外汇市场，积极推动即期、远期、掉期和期权等外汇交易，丰富市场避险产品，鼓励支持藏汇于市场主体，清理企业意愿结售汇下的隐形壁垒，打通企业对外投资各环节的政策障碍，同时逐步取消居民结售汇规模和频率限制，全面满足居民海外留学、投资置业等用汇需求，满足居民的外汇投资需求，帮助企业和居民化危为机。

四要做好跨境资金流动的监测控管。目前人民币汇率在双向波动中保持基本稳定，我国跨境资金流动总体稳定，但全球疫情持续蔓延和国际金融市场大幅震荡、欧美等主要经济体持续"大水漫灌"，加之本外币利差今后可能仍将保持相对高位，在美元流动性紧张的情况下，一些外国投资者难免减少对我国投资，国内也有个别的市场主体理性不足，致使其跨境投融资活动和结售汇行为异常，实属市场正常反应，但也不可等闲视之，对于大规模非正常变动尤其是热钱的涌入和逃出，建议加强实时跟进监测，建立完善预警控制机制，做好紧急应对方案。应将跨境资本流动管理纳入宏观审慎政策框架，以确保银行资产和负债安全为目标，强化宏观审慎政策的监测和管控力度，并组合运用恰当的政策工具，在第一时间和空间上搭建缓冲机制，必要时可以出台外汇贷款和资本管制措施，最大限度压减套利空间，最大程度防范跨境资本流动引发的系统性风险，更好维护国家经济和金融安全。

（2020 年 4 月 22 日）

推进基础设施领域 REITs 试点工作浅议

金融活，经济活；金融稳，经济稳。经济兴，金融兴；经济强，金融强。经济是肌体，金融是血脉，两者共生共荣。2019 年 2 月 22 日，习近平总书记在主持召开中共中央政治局第十三次集体学习时强调，要深化对国际国内金融形势的认识，正确把握金融本质，深化金融供给侧结构性改革，强化金融服务功能，找准金融服务重点，提供精准金融服务，为实体经济发展提供更高质量、更有效率的金融服务。今年以来，习近平总书记在统筹做好疫情防控和经济社会发展的决策部署时多次涉及货币政策和金融工作，2 月 12 日，在主持召开中共中央政治局常委会会议时提出，要保持稳健的货币政策灵活适度，对防疫物资生产企业加大优惠利率信贷支持力度，对受疫情影响较大的地区、行业和企业完善差异化优惠金融服务。2 月 19 日，在主持召开中共中央政治局常委会会议时指出，稳健的货币政策要更加灵活适度，缓解融资难融资贵，为疫情防控、复工复产和实体经济发展提供精准金融服务。2 月 23 日，在统筹推进新冠肺炎疫情防控和经济社会发展工作部署会议上的讲话中强调，稳健的货币政策要更加注重灵活适度，把支持实体经济恢复发展放到更加突出的位置，用好已有金融支持政策，适时出台新的政策措施。习近平总书记的重要讲话，对当前统筹做好疫情防控和经济社会发展具有重要的指导意义。

正是在这样的大背景之下，有关部门明确推进基础设施领域不动产投资信托基金（REITs）试点工作，可以说是根据疫情下国内外经济金融形势变化和我国发展战略需要，贯彻落实习近平总书记批示指示精神和党中央决策部署的重大战略举措，是构建多层次资本市场的新型工具，也是资本市场供给侧结构性改革的重要举措，弥补当前我国资本市场的空白。有关试点文件公布后，一石激起千层浪，引起了社会各方面的热议，真可谓众说纷纭、莫衷一是。在梳理分析有关专家、媒体和网民等评论分析的基础上，就推动开展基础设施领域 REITs 试点工作，提出以下五方面的政策建议。

一、坚持底线思维扎牢 REITs 风险的"防火墙"

REITs 是市场经济国家为投资不动产打造的成熟金融产品，也是比较有效的社会资源配置工具。目前我国境内尚没有真正意义上的公募 REITs，推进基础设施领域 REITs 试点，标志着我国真正意义上的公募 REITs 破冰落地。毋庸置疑，作为今年新推出的一项改革创举，REITs 试点在盘活基础设施存量资产和丰富资本市场投融资工具方面的作用无与伦比，不仅是当前深化金融供给侧结构性改革的重要举措，也是我国创新基础设施投融资模式的重大探索，将进一步加大宏观对冲力度，以改革活水护航"六稳六保"，降低疫情负面影响，促进经济平稳运行和社会大局稳定。当务之急应铆足干劲，加强协调，加快试点工作落地。

与此同时，还应清醒地认识到，REITs 是以缺乏流动性但具有未来稳定现金流的基础设施财产或财产权利作为基础资产，通过结构化设计将其转变为在金融市场上流通和转让的标准化证券。不管穿什么马甲，REITs 本质上是资产证券化，是将目前在政府负债和金融部门等机构的负债打包虚拟化和证券化了。搞好了皆大欢喜，搞不好会将隐性债务显性化、放大化，极易导致债务转嫁，将地方政府的隐性债务或金融机构的有毒资产转嫁给投资人，短期内起不到释放风险和化解风险的作用，长期看可能会制造风险、累积风险，最终导致后患无穷。因此，必须运用底线思维，把防范化解金融风险作为 REITs 试点工作的根本性任务，扎牢 REITs 风险"防火墙"，做到"上工治未病，不治已病。"试点中底线思维越足、风险意识越强，"防火墙"织得越密越牢，试点工作就越有成效。

健全制度规则堵塞风险漏洞。REITs 兼具融资与投资双重属性，是融资工具又有投资功能，与现有的股票、证券、基金和私募等金融产品相比，确有不一样的本质特征，不能套用现有金融制度体系对其进行管理，应在试点中健全基础设施 REITs 审核、监督和管理制度，形成一套成熟成型的制度规则体系，破除制约 REITs 发展的制度瓶颈。

建立底层资产风险隔离机制。稳定而可预期的现金流是 REITs 的底层资产，对其做好风险隔离是开展 REITs 的要求与保障。建议强化机制设计，搭建科学合理的风险分配框架，将 REITs 底层资产与项目运营之间的风险隔离，防止风险过度转嫁，避免 REITs 演化为社会资本加快"退出"的平台和路径。

严格管控 REITs 多重证券化。REITs 有利于资本市场与实体经济的互动循环，对优化资源配置和搞活金融市场是有益的。但如果 REITs 搞多重证券化就会演化成为金融游戏，重新回到以实体经济为支撑的"脱实向虚"老路上去。2008 年的房利美和房地美事件以及近期的中油宝期货事件反复警示，一级证券化应当大力鼓励，多级证券化必须严格控制。

做好风险缓释和处理应对预案。对全国和试点地区基础设施的数量、结构、负债和现金流等情况进行拉网式普查，加强对 REITs 风险监测的预警与排查。建立 REITs 风险处置基金和应急处理机制，严格防范风险的交叉传播。允许个别 REITs 风险可采取"慢撒气"的方式，顺时应势暴露，稳妥有序缓释。

二、有必要对 REITs 试点项目适度扩面增容

这次基础领域 REITs 试点项目的选择，在存量上主要是盘活"老基建"

领域基础资产，在增量上更多着眼"新基建"和公用事业；从地区看重点支持六个经济较发达地区（京津冀、长江经济带、雄安新区、粤港澳大湾区、海南、长江三角洲），以及支持国家级新区、有条件的国家级经济技术开发区。总体上体现支持重点领域符合国家政策导向、社会效益良好、投资收益率稳定且运营管理水平较好的基本要求。但从聚焦优质资产推动国家重大战略实施的层面看，REITs 试点项目尚有进一步适度扩容升级提质空间。

从试点区域看，经济欠发达地区也不乏 REITs 优质资产和试点的刚性需求。我国深入实施区域协调发展战略，推动发达地区与欠发达地区高质量发展应是一盘棋，中西部地区和东北地区尽管没有东部地区发达，但也有权属关系清晰、现金流较为稳定和预期投资回报率高的优质资产，可以进行 REITs 项目试点。尤其是革命老区、民族地区、边疆地区、贫困地区，依然是影响我国区域协调发展的关键短板，也储备了大量符合国家产业政策以及需要重点支持补短板的项目，而且这些地方政府的隐性债务风险累积较大，通过地方政府融资平台融资的不少基础设施项目亟待解困，因此对 REITs 试点工作的刚性需求更高。建议将这些地区的优质项目纳入 REITs 试点项目范围之内，增加试点工作的覆盖面。

从试点行业看，资产证券化是 REITs 的外表，REITs 的内核是资产质量。如果 REITs 资产质量很差，不管搞什么项目都会出问题。也就是说，基础设施在多级资产证券化情况下，最终同样会发生像美国房地美和房利美的泡沫问题。从全球范围看，REITs 各类不动产投资既涉及工业制造，也涉及购物中心、区域商场、零售门店等商业领域，既涉及医疗健康、仓储物流、医疗设施和商业地产，也覆盖政府办公、管道传输、大数据等领域，其中基础设施领域投资占比不算高，美国去年上市 REITs 中的基础设施领域投资为 14.9%。但是我国拟开展的基础设施 REITs 试点项目不包括房地产项目，事实上很多基础设施尤其是园区里面的基础设施与房地产等建筑是连在一起的。建议进一步厘清 REITs 作为基础金融产品的意义，有必要借鉴国际发展经验不断推出标准的 REITs 产品，先行试点应包括基础设施 REITs 和公租房 REITs 的公开上市。

从项目属性看，基础设施领域项目和公共产品领域项目的政策操作很难完全区别。目前我国推广运用政府和社会资本合作模式有两大项目库，一个是国家发展改革委主推的全国 PPP 项目信息监测服务平台，入库项目主要涉及基础设施融资，一定会纳入基础设施 REITs 试点项目。另一个是财政部力推的 PPP 综合信息平台管理库，重点是公共产品和公共服务类项目融资，目前从 2014 年至今年 1 月底累计入库项目 9459 个、投资额 14.4 万亿元。其中累计项目落地率为 67.8%、累计开工率为 58.7%。此外还有储备清单项目累计 2924 个、投资额 3.3 万亿元，尚未进入管理库。这些项目大多属于基础设施建设项目，基层操作层面反响较大，排除在外对试点工作不利，建议 REITs 试点项目覆盖公共产品和公共服务类项目。

三、边试点边立法尽快补齐法律法规短板

不断健全完善法律体系，明确 REITs 的核心法律关系，是积极稳妥开展基础设施领域 REITs 试点的根本保障。从国际上已经发展成熟 REITs 市场看，都已经建立了专门针对 REITs 的法律法规体系，为 REITs 市场发展保驾护航，美国、日本和澳大利亚是针对 REITs 量身打造专门法律法规的典型代表。美国是全球最大 REITs 市场，早就探索形成了独立的法律架构，并要求 REITs 每年要将其应纳税普通收入中的至少 90% 的比例金额以股利的形式分配出去，为很多国家 REITs 的法律安排提供了借鉴。新加坡早在1999 年就颁布并于 2000 年修订了《财产信托指引》，对资产结构、房地产开发限制、融资活动限制以及公司治理结构予以规定。日本于 2000 年修改《投资信托及投资公司法》，准许投资信托基金进入房地产行业，东京证券交易所早在 2001 年制定配套 REITs 上市规则，完善金融基础设施并建立了REITs 上市系统。不仅如此，这些国家在 REITs 的组织结构、操作流程、权

益分配和投资者保护等方面都有明确详细的法律法规条款，值得借鉴。

就我国而言，《关于推进基础设施领域不动产投资信托基金（REITs）试点相关工作的通知》以及《公开募集基础设施证券投资基金指引（试行）》（征求意见稿）总体上比较系统翔实，在现有法律架构下形成了公募REITs的法规架构。而且《公司法》《证券法》《证券投资基金法》《合同法》《信托法》等上位法律有涉及资产证券化方面的相关内容，但这些法律条文大多数为粗线条的规定，没有特别针对REITs的内容。比如，《证券法》中并没有明确REITs收益凭证的属性，使得REITs产品的收益分配上存在盲点。又比如，《证券投资基金运作管理办法》中规定，公募基金的管理人在单一证券上的持股额度不可以超过10%，实际上限制了基金在证券市场的投资力度。再比如，由于REITs涉及基础资产的真实转让，而基础设施通常属于国有资产，依照我国现行法律，如果没有特别情况，要转让国有股权必须通过产权交易所挂牌。

建议在稳妥推进基础设施REITs试点的同时，应借鉴成熟国际经验，边试点边立法，及时总结试点经验，把好的做法经验及时上升为法律。一是修改上位法，综合调整修改《公司法》《证券法》《信托法》《房地产管理法》《物权法》等将是一个系统性工程。二是探索形成可操作性强的专门法律法规和规范性文件，调整规范REITs的创立、发行、运营、分配、售卖等各个环节的行为，对市场准入、资产要求、从业人员资格、收入来源、交易结构、收益分配、发行审查、合格投资人以及信息披露有明确条款要求，彻底破除制约当前公募REITs发展的制度约束。三是建议借鉴已有国家和地区的REITs法律规定，尽快制定我国的《不动产投资信托基金法》或《不动产投资信托基金指引（或管理办法）》。在REITs发展过程中，为了扩大业务或规避风险，可以再对现行版本进行修订，更好规范不动产投资信托基金活动，保护投资人及相关当事人的合法权益，促进不动产投资信托基金市场的健康发展。

四、加紧研究制定必要的税收配套支持政策

国际经验表明，税收优惠是激励 REITs 产品发展的关键因素。例如，美国是全球最大的 REITs 市场，国会于 1960 年通过《不动产投资信托基金法案》后，《国内税收法》就对 REITs 产品涉及的资产转让、运营和收益分配等环节规定了明确的税收优惠，其中在运营环节，REITs 收入中利润分配部分仅作为传递工具而存在，无须缴纳所得税，而未分配收益则须缴纳所得税；机构投资者和个人投资者的分红收入需缴纳 35% 的个人所得税，但个人投资者在公司层面已经缴纳的只需交 15% 的个人所得税。又如，新加坡 REITs 收入中利润分配部分不管来自国内外均免缴企业所得税，个人投资者投资 REITs 取得股息收入免征个人所得税，外国投资者作为单位持有人的税率由 20% 减至 10%。再如，澳大利亚 REITs 收入中利润分配部分免缴公司所得税，个人投资者分红收入要交纳 23% 的个人所得税，海外投资者分红收入要交纳 29% 的个人所得税，机构投资者要交纳 30% 的公司所得税。

与国外相比较，我国 REITs 在发生实质性交易中涉及的税收包括所得税、土地增值税、增值税、契税和印花税等，目前没有专门针对 REITs 制定特殊的税收优惠政策。我国 REITs 投资人在企业所得税和个人所得税之间可能存在双重征税问题，美国没有增值税，日本、澳大利亚和新加坡等国的流转税税率均比我国低，增值税还涉及缴纳城市建设税、城市教育费附加和地方上的教育费附加，加之我国 REITs 在资产收购和回购时可能需要按照累进税率缴纳 30%~60% 的土地增值税，因此综合判断，我国涉及税种繁多，整体的税负成本相对较高，建议研究出台一些必要的税收支持措施。

推进 REITs 将使存量资产重新获得流动性，在优化社会资源配置的同时，为各级政府培植可持续增长的财源基础，无须过多担忧政府财力减收因素，应在坚持优化税制和税收中性原则的前提下，有针对性地为 REITs 出台税收优惠政策。建议从平衡银行、证券、保险、期货和信托产品和投资人税

负的大局出发，完善调整现行的金融业增值税征税办法，加强企业所得税与个人所得税的制度衔接与协调，对 REITs 的投资者只征一次所得税，尽量避免双重征税问题，切实降低市场参与人发起设立 REITs 产品的市场风险与交易成本。同时可以借鉴新加坡对在 6 个月内上市的 REITs 减免印花税的做法，在印花税、契税和土地增值税等方面开一些减免口子，激励提升 REITs 产品投资的税后收益，增加广大投资者长期投资 REITs 的积极性。

五、全方位多层面培育夯实 REITs 市场基础

俗话说，开弓没有回头箭，但拉弓射箭还需有一个好靶场。对基础设施公募 REITs 试点工作来说，建好"靶场"就要多措并举做好 REITs 市场培育服务工作，通过特定制度安排和交易结构设计，确立统一规范的发行、上市和交易标准，打造覆盖 REITs 交易全流程全天候的市场培育服务体系，高起点推进 REITs 市场由稳步试水逐步走向良性发育和健康成长，充分发挥信托市场服务实体经济的功能和优势，积极引导金融活水服务实体经济发展。

培育壮大市场主体。国际货币基金组织公布的数据显示，我国的居民储蓄率自 2009 年以来就排名世界第一，今年我国经济体量将超过百万亿元人民币，按照 45% 的储蓄率测算国民储蓄依然很高，截至今年 3 月底，居民存款余额达 87.8 万亿元，户均存款 16.93 万元，如此海量储蓄需要有与之匹配的优质金融资产可投，而 REITs 正好能够有效完善我国证券产品结构，吸引居民储蓄资金进入实体经济，增强宏观经济韧性。完善储蓄转化投资机制，REITs 将是一个大规模、重要的金融市场，高额储蓄为基金来源提供巨额的社会闲散资金。

常态化公开信息披露。阳光透明运作是 REITs 试点取得成功的关键所在。私募 REITs 可以没有信息披露义务，非上市交易 REITs 应向证券交易管理机构披露信息，但基础设施领域不动产投资属于公募 REITs，必须向投

资者公开披露信息，并向证券交易管理机构报告。尤其要加强信息合规性披露、技术性披露和风险性披露，防范可能出现的内幕交易、关联交易、利益冲突等违法违规行为。必须建立常态化的信息公开机制，及时披露基础资产拆包后的逐笔信息，明确在发行期和存续期内均应披露各档证券的未来现金流分布预测情况，且公开的信息不能玩文字游戏，一定要让投资者能读懂、看明白。

严格规范监管制度。基础设施领域不动产 REITs 涉及债务问题也涉及股票问题，在法律、会计、税务等方面处理非常复杂棘手，加之交易信息不对称问题严重，不仅要有良好的顶层设计，而且严格的监管制度必须到位。因此，有必要对产品结构、运营管理、负债管理和信息披露等严格要求，对受托人、管理人、会计师、评估师等推广进行执业牌照管理，规范投资决策、红利分配、资产出售、物业估值的程序和条件，维护持有人的合法权益。要建立严格的处罚措施，对过度加杠杆、财务造假以及虚假披露行为，监管部门和自律组织要加大处罚，增大违法成本，更好防范风险和保护投资者。

强化信息系统建设。这是保障 REITs 市场安全高效运行的技术支撑。应探索创建高效的 REITs 市场信息系统建设，实现资产证券化业务全流程的自动化和智慧处理，提高市场运行效率和风险预警的智能化水平。应加强资产证券化市场主体信息共享和数据互联，资产证券化产品的发起机构、受托机构、承销商等共同建立信息系统模型和制定数据标准，实现信息共享和数据互联。还要运用云计算、大数据、区块链等先进技术，建立健全基础资产信息共享平台，支持基础资产筛选、交易流程控制和市场风险监测，解决信息不对称和风险定价难等问题，推动潜在优质资产证券化，并实现基础资产交易链条的穿透式管理。

推进基础设施领域 REITs 试点工作浅议

（2020 年 5 月 8 日）

内需篇

拿出硬举措培育激发旅游消费新活力

2020 年 2 月 21 日，习近平总书记主持召开中共中央政治局会议明确提出，要加大对重点行业和中小企业帮扶力度，救助政策要精准落地，政策要跑在受困企业前面；要帮扶住宿餐饮、文体娱乐、交通运输、旅游等受疫情影响严重的行业。旅游业是发展经济、增加就业的有效手段，是提高人民生活水平的重要产业。培育壮大旅游消费，对释放市场需求潜力、推动旅游产业升级和实现就业优先政策具有重要意义。受新冠肺炎疫情影响，当前旅游市场遭遇"倒春寒"，旅游消费降温明显，不利于促进消费稳定增长、推动旅游业高质量发展和满足人民日益增长美好生活需要，应拿出过硬的举措，促使旅游市场加快回暖向好，争取在夺回疫情造成损失的基础上，推动旅游消费释放更大经济新活力。

一、疫情对旅游市场的冲击不容轻视

"天朗气清，惠风和畅，仰观宇宙之大，俯察品类之盛，所以游目畅怀，足以极视听之娱。"这是东晋时期著名书法家王羲之的旅游名言。然而，新冠肺炎疫情是新中国成立以来在我国发生的传播速度最快、感染范围最广、防控难度最大的一次重大突发公共卫生事件，不可避免会对经济社会造成较大冲击。旅游业需求弹性高，最先受到冲击实属在所难免，但这次冲击面广线长、需求骤减、供给中断，影响极其严重，增添不少变

149

拿出硬举措培育激发旅游消费新活力

数，需要引起重点关注。

（一）入境旅游和出境旅游基本停摆

世界卫生组织宣布将新型冠状病毒疫情列为国际关注的突发公共卫生事件后，团队形式的入境旅游几乎停摆，航班取消或者停飞，散客形式的入境旅游大受冲击。全球领先的旅游商业和科技媒体 OAG 数据显示，进出我国的国际航线中有三分之二的航班被取消，从 1 月 20 日到 2 月 10 日，每周从国内出发的国际航班座位数量平均减少约 140 万个。加之一些国家和地区出于安全考虑相继限制新型冠状病毒疫情所在地国家公民入境，以及各国到达目的地国家意愿减弱等影响，各大交通运输渠道发送旅客人次及出行人数均大幅下滑。交通运输部的数据显示，春节期间全国铁路、道路、水路、民航累计发送旅客比去年同期下降 20.6%。其中，铁路下降 10.7%，公路下降 22.1%，水路下降 34.0%，民航下降 14.4%。

（二）春节旅游黄金周遭遇滑铁卢

去年春节全国旅游接待总人数 4.15 亿人次，实现旅游收入 5139 亿元，全国零售和餐饮企业实现销售约 1 万亿元，仅大年初一的影院单日票房达 14.4 亿元。今年春节期间全国出行人数 1.5 亿人次，同比断崖式下降 63.9%，餐饮行业收入预计减少 5000 亿元，大年初一的影院票房收入只有 180 万元，是去年的 0.12%。春节期间的国内餐饮、旅游、影院、娱乐等旅游消费行业颇为冷清，除夕至初六，旅游市场同比减少四成多，春节预订的年夜饭退订量超过 94%。有专家估算，春节期间的旅游损失近 8000 亿元。

（三）旅游市场需求整体疲弱不振

自去年底新冠肺炎疫情发生以来，需求端三大市场普遍降温，主体的出游意愿锐减，旅游需求一落千丈，不管是国内旅游、入境旅游和出境旅游人数均大幅下滑，出现大范围的旅游退票潮。大量退订已预订机票、火车票和汽车票等公共交通的订单，有的地方已向 671 家旅行社暂退质保金约 2.82 亿元，预计还应向 1400 家旅行社暂退质保金总额约 5 亿元。从 1 月

24 日起，全国旅行社及在线旅游企业暂停经营团队旅游及"机票＋酒店"旅游产品，旅游酒店和餐饮的预订销售单全都取消了。有人预计疫情造成的损失额度在 1.6 万亿元至 1.8 万亿元之间。也有人预测，入境旅游人数比去年下降 35%，入境旅游收入损失预计 400 亿美元左右。

（四）旅游市场有效供给困难重重

从 1 月 28 日起全国旅游景区被要求全部关闭后无法创造收入，直到 2 月 26 日具备条件且防控措施到位的乡村旅游场所，才逐步有序开放。虽然疫情防控低风险地区正在陆续开放，但大多景区对特殊人员采取免门票的政策，有的实行半价票，景区收入明显减少。加之短期内的订单取消使得上游供销商如航空公司、旅游产品供应商，中游分销商如旅行社、在线平台等乃至整个行业面临现金流缺口，严重的出现歇业或关闭状态，酒店入住和出租率双双下跌，不少餐饮企业仍处于基本停业状态。

二、疫情后旅游消费新动能蓄势待发

虽然疫情对旅游市场冲击十分严重，但历史经验表明，每次全球突发经济社会事件后，旅游往往能在短时间内恢复元气，有率先实现恢复性增长的独特优势，是拉动经济大盘回暖向好的生力军。世界旅游组织近日发表声明称，中国已成为全球旅游业的真正领军力量，疫情结束后随时配合中国政府组织旅游恢复和振兴活动。

（一）从基本面看，超大规模市场优势是旅游消费升温的后盾

我国有世界最大规模的中等收入群体，是全球最具成长性的消费市场，最终消费支出对经济增长贡献率为 57.8%，已经迈入消费型社会，消费结构正由基本生存型向发展享受型转变。世界旅游组织的数据表明，中国是世界上最大的旅游消费国，消费总额占全球国际旅游支出的 16%，预计到 2022 年将成为世界第一大旅游目的地国。我国正处于消费结构升级的关键阶段，去年全国居民人均服务性消费支出占全国居民人均消费支出的比

拿出硬举措培育激发旅游消费新活力

重为 45.9%，全国居民恩格尔系数为 28.2%，人们生活水平提高后消费能力快速提升，中高端消费需求有待释放，给旅游业创造了巨大空间。我国拥有悠久历史、灿烂文化、壮美山川、多样风情，吸引了越来越多的外国友人，疫情过后入境观光旅游将东山再起。

（二）从需求端看，疫情后居民旅游需求将出现井喷式增长

我国拥有全世界规模最大的国内客源市场基础，旅游正在深入寻常百姓家，成为人们日常生活的一部分。疫情影响是短暂的，丝毫没有影响我国旅游市场长期持续向好的发展大势，更不可能扭转我国人民对美好生活的向往和信心。换言之，疫情只是延缓而不是抑制了居民的旅游需求。疫情后这些消费需求将加速升温，补偿性消费势不可当，假日旅游消费将再火爆。按照全面建成小康社会预期目标，今年国内旅游规模应达到 68 亿人次、人均国内旅游次数为 5 次，去年国内旅游人数是 60.1 亿人次、人均国内旅游次数为 4.29 次，分别尚有 7.9 亿人次、0.71 次的距离。加之近三年国内人均旅游费用增速依次为 15.41%、14.87% 和 8.37%，与高点相比下降了 7.04 个百分点，国内人均旅游费用占全国居民人均可支配收入的比重仅为 13.32%，明显低于发达国家水平，释放居民旅游需求仍有较大空间。

（三）从供给端看，疫情后我国旅游服务供给体系将更加完备有效

我国已形成了世界最大的旅游生产力规模，从制度政策到产品服务的旅游产业供给体系相对成熟，旅游消费供给模式不断创新，产业链供给能力稳步提升。一方面，在党中央、国务院统一部署决策下，有关部门和地方密集出台了减税降费、金融服务、租金减免、稳岗就业补助等措施，支持受疫情影响的景区、酒店和旅行社发展，形成了应对公共危机事件的政策保障体系，有助于旅游企业应对当前困难和长远发展。另一方面，疫情为线上消费创造了空间，不少企业根据旅游消费新热点，创新旅游消费供给方式，研发创新网络游、冰雪游、夜间游、智慧游等，培育了网络消费、体验消费和智能消费等新增长点，形成了技术含量和品质体验双高的

旅游产品服务供给体系。

（四）从市场空间看，疫情后国内市场是提高居民旅游消费的主战场

智者乐水，仁者乐山。从近年数据看，我国国内旅游市场最大、出境旅游市场次之、入境旅游市场最小，但出境旅游人次年均增长率走高，入境旅游人次年均增长率回暖，国内旅游人次增长率相对下降。自疫情被世界卫生组织（WHO）认定以来，国内游客的出行意愿大大减少，也对出入境游客信心造成重大影响。从1月29日起，多家外国航空公司暂停往来我国的航班。目前疫情已蔓延全球，截至2月29日已有60个国家确诊6602例，死亡104例，不少外国政府采取旅游管制措施，对我国出境游和入境游的冲击非常大，出境游和入境游恢复时间长。预计疫情后国内旅游先回暖，其次是出境旅游，复苏最晚的则是入境旅游。

三、拿出硬举措激发旅游消费新活力

备豫不虞，为国常道。中国已经成为世界最大的旅游市场，旅游消费韧性强、潜力大，虽然是受疫情冲击很大的板块，但也是疫后反弹升温最快的市场。应把握旅游消费升级趋势，果断采取有效的应对措施，激发旅游消费新活力，加快对冲疫情造成的负面影响，促进旅游消费持续稳定发展。

（一）鼓励各地发放电子旅游消费券

2008年国际金融危机后，有的地方发放2.5亿元旅游消费券，很快激活了旅游市场。在当前特殊背景下，应鼓励地方发放旅游消费券，拉动旅游景区、住宿、餐饮、购物和娱乐服务等整个市场，用小杠杆撬动释放大效应。建议采用政府补贴、企业让利和消费者自付相结合的模式，面向餐饮、住宿、游览、观赏、娱乐、学习等的消费支出，于5月1日及10月1日推出两期。使用方法为每满100元，可抵用一张价值20元消费券，在20

元优惠中，10元由商家让利，10元由财政补贴。旅游消费券应网上申请，实名登记领取，简化使用方法，加强服务监管，防止哄抢、转让和挤兑，避免挤出效应。

（二）创新旅游消费和产品供给模式

建议研究三大旅游市场的变化分别施策，做好疫情后恢复性消费反弹关键节点的预案，实施旅游产业高质量发展计划，推动旅游消费提质升级。鼓励旅游企业创新商业模式，提供更多"线上服务"和"O2O"经营，发展文化旅游、教育培训、交通出行、商贸零售、医疗养老等领域线上线下融合的消费产品服务。推进旅游消费研发创新，重点支持智能化信息消费产品的研发与应用，发展信息消费相关的智慧旅游景区，丰富旅游产品和服务的生产供给。进一步完善旅游市场应急机制，建立起应对突发性危机反应灵敏的全方位保障体系。

（三）研究出台更有吸引力的支持政策

应推动中央和地方出台的防疫政策措施及促进消费政策措施落地生效，并研究新的阶段性激励措施，加大财税金融支持力度。比如，泰国为应对疫情对旅游业的冲击，出台一系列财政金融缓冲措施，包括：将公民个人所得税申报时间延长至6月，降低旅游业和酒店业法人所得税，延长国有银行债务偿还时间，由5家国营商业银行向受疫情影响的中小企业贷款1230亿铢，有效期3年。我们也可以推出一些更灵活便利的优惠政策，比如，增加政府对旅游的投入、完善出台旅游购物退税政策、推动旅游行业协会阶段性免除会员会费、发展普惠性旅游消费金融。同时加大对中低收入家庭的转移支付力度，完善最低工资标准调整机制，提高中低收入群体收入水平，激活中低收入者的旅游愿望和消费需求。

（四）创造消费新时点提升消费预期

多年来带薪休假制度的落实不够，导致缺少休假时间或休假时间太集中，这是阻碍旅游消费活力的重要因素。应不折不扣推动落实带薪休假，完善带薪休假相关制度建设，鼓励进行错峰旅游，引导、鼓励职工和其所在单位更加灵活地安排带薪休假，也可通过调休和弹性工作时间等措施为释放旅游需求提供便利。日本修改节假日法，每增加 1 天节假日就能增加 60% 的顾客流量，经济效益约 3000 亿日元。因此，建议除对于身处抗疫一线的工作人员安排必要调休外，也可考虑适当调整劳动节、端午节、国庆节和中秋节的时间安排，创造更佳消费时点，优化出行时间，稳定消费预期，把被迫抑制的春节假日旅游需求红利夺回来。

（2020 年 3 月 1 日）

拿出硬举措培育激发旅游消费新活力

韩国刺激新能源汽车消费的经验启示

受疫情影响，我国新能源汽车销售在去年下降 4% 的基础上，今年 1—2 月份同比下降 62.8%，而欧洲汽车制造协会的数据表明，韩国现代·起亚汽车在欧洲市场销售同比增长 71.3%，与国内市场低迷形成了对比。他山之石，可以攻玉。韩国刺激新能源汽车消费的一些做法和经验值得学习借鉴。

一、主要做法经验

总体来看，韩国新能源汽车发展起步早、措施得力、成效明显。究其原因，主要是在行业规划、法律支援、研发创新、财政补贴和税费减免等方面，及时出台激励措施，不断加大支持力度，及时有序释放了消费潜力，为整体经济增长注入了新的动能。

（一）以规划政策为先导，培育消费动能

韩国 2015 年发布《未来环境友好车型规划》，确定了新能源汽车普及目标和配套措施，提出到 2020 年新能源汽车销量占比达 20%，保有量超过 100 万辆。去年 2 月发布《氢燃料电池车发展路线图》，提出到 2022 年和 2040 年氢燃料电池汽车的保有量分别达到 8 万辆和 620 万辆、加氢站的建设数量分别达到 310 个和 1200 个，为了实现上述目标，将为氢燃料电池电动出租车和卡车提供补贴，预计到 2025 年补贴将提高产能并降低约 3000 万韩元的成本（约合 2.7 万美元），这是当前燃料电池电动汽车售价的一半。

去年 10 月发布构建氢能源基础设施及充电站方案，拟在全国范围内主要城市和高速公路安装 310 个氢充电站，使氢能汽车驾驶员可以在 30 分钟之内抵达；到 2030 年，氢充电站累计达到 660 个，20 分钟内抵达，高速公路每 75 公里内配置充电站；2040 年累计达到 1200 个，15 分钟即可到达，高速公路安装距离缩短到 50 公里以内。今年 2 月发布"2020 年新生和再生能源技术开发及利用和普及实行计划"，拟新增 2.5GW 发电设备、新建设 1 万台氢燃料汽车、新生产 180MW 燃料电池，力推新生和再生能源的应用。

（二）破除法律法规障碍，提供立法援助

韩国自 2003 年开始推动有关支持环保型汽车发展的法律进入立法程序。2004 年韩国国会审议通过的《亲环境汽车开发与普及促进法》支持政府制定扶持环保型汽车发展的五年基本规划及年度执行计划，同时明确了对购买环保型汽车的优惠支持。2009 年韩国国会对以上法律进行补充修订，将亲环境的柴油汽车同电动汽车、太阳能汽车一起纳入法律支持项目，还将推动放宽在首尔市内设立氢气加油站的立法限制。去年修改"与国土的计划及利用相关的法律"，从 10 月 20 日起，市、郡计划设施中公共机关大楼、停车场、游乐园等地将增加安装便于居民使用的商用氢充电装置，以活跃地区经济，提升居民生活便利度。

（三）增加技术研发投入，拉升消费预期

韩国政府对环保型汽车及其零部件的技术开发提供财政和技术支援。对新能源汽车技术开发提供资金支持。自 2009 年起韩国政府直接投入 1500 亿韩元，并动员民间资金 5500 亿~7200 亿韩元用于提高汽车能效的技术研发，使汽车的平均能效每年提高 5%。2019 年 3 月韩国产业通商资源部成立了动力电池基金，支持培育下一代动力电池发展。2019 年颁布实施的《制造业复兴发展战略蓝图》提出，从 2020 年到 2025 年投入 3850 亿韩元的研发资金，到 2022 年前韩国计划销售 43 万辆电动车，到 2030 年，韩国计划销售 85 万辆氢汽车。

（四）调整补贴机制，刺激消费欲望

去年韩国政府对 19 款电动车中的 18 款给予最高达 900 万韩元的补贴。今年韩国调整购车补贴机制，施行差异化支付方式，构建以"性能、环保"为中心的补贴支付体系。购车补贴包括国家补贴和地方补贴。电动汽车购买最高可获补贴 1820 万韩元，氢燃料汽车最高达 4250 万韩元，电动摩托车 330 万韩元。电动摩托车的补贴比例是国家和地方政府各负担 50%。在电动公交车方面，24 款车型中，只有 6 款可以获得到上限为 1 亿韩元的补贴。最低补贴也由 7400 万韩元降至 6342 万韩元。为了使低收入群体得到更多补助，今年对低收入群体的补贴额度将追加 10%，最多支付 900 万韩元的补贴，并制定了对首次购车优先提供补贴的制度。

（五）大力度税费减免，增强消费能力

韩国自 2009 年起对混合动力汽车减税，消费者在购买时可享受个人消费税、登记税、所得税、教育税等减免优惠。目前为了提高居民购车能力，实行消费税、购置税、汽车税和教育附加税等税费减免政策。首尔市电动汽车购买者最高可减税 3.7 万元人民币、氢能源汽车购买者最高可减税 4.5 万元人民币。减免城市铁路债券购买和地区开发债券购买，减免电费（基础电费减免、电量按 50% 征收、快充时减 44%、专用充电卡再减 50%），公营停车场减收 50% 的停车费，高速费减免 50%，南山隧道免收城市拥堵费。

二、对我国的几点启示

随着新一轮科技革命和产业变革孕育兴起，新能源汽车消费正进入加速升级的关键阶段，采取措施提振新能源汽车消费，是当前促进消费扩容提质的重要方面，也是推动我国从汽车大国迈向汽车强国的必由之路。我国新能源汽车发展起步晚，但后发优势相当明显，市场潜力巨大。韩国刺激新能源汽车消费的经验做法，给我们提供了有益启示。结合我国新能源汽车产业发展和未来市场需求状况，提出以下几点建议。

（一）重视发挥规划的战略导向作用

《节能与新能源汽车产业发展规划（2012—2020年）》即将执行到期，工信部联合有关部门起草的《新能源汽车产业发展规划（2021—2035年）》（征求意见稿）提出，到2025年新能源汽车新车销量占比达到25%左右，智能网联汽车新车销量占比达到30%。国家发展改革委等部门已印发的《关于促进消费扩容提质加快形成强大国内市场的实施意见》明确了促进新能源汽车消费的具体举措。还应结合制定"十四五"规划，加强对新能源汽车消费的顶层设计，细化实化优化新能源汽车消费目标及路线图，明确鼓励和限制措施边界，加快发布禁售燃油车的时间表，提前引导产业投资布局，稳定消费者预期，推动平稳增长，培育壮大新能源汽车消费新动能。

（二）破除新能源汽车消费的法律障碍

借鉴国外自动驾驶立法经验，结合我国实际，应加快制定能够全面规制我国新能源汽车的专门法律，全面部署新能源汽车安全和性能、信息安全、责任认定、检测认证、隐私保护和数据归属等标准。加快新能源汽车相关法律法规的制定和修订工作，分析我国现行法律法规中制约新能源汽车消费发展的因素，并根据其属性、范围及影响，分别提出豁免、解释、修订等不同的建议措施，制定修订优先级和推进时间表。加快制定双积分管理措施及收费标准，把各地探索好的经验做法及时上升为法律，更好指导新能源汽车消费发展。

（三）用"硬技术"推动新能源汽车消费扩量提质

技术是推动新能源汽车消费的第一驱动力，必须加速推进新能源汽车科技创新，占领技术制高点，走绿色低碳可持续发展道路。韩国经验说明，加大技术研发投入，用科技手段降低电池衰减度、油耗成本和终端售价，能推动新能源汽车消费产生质的飞跃。应以消费者诉求为导向，列出优先攻关的技术清单，如固态电池、车规级芯片、车载操作系统等，组织科研力量联合，开展国家科技重大专项、国家重点研发计划、技术创新引导专项攻关，加大研发资金和资源在"卡脖子"技术方向的支持力度。应坚持扶优扶强，培育一批新能源汽车国家重点实验室，打通从创新链到技术链到产业链的加速通道，形成多学科跨领域跨区域技术资源集散地，打造面向全球的学研产销一体化创新平台，以高水平技术创新倒逼消费动能加快释放。

（四）延缓新能源汽车补贴政策退坡

财政补贴是撬动新能源汽车消费的有力杠杆。按照有关部门的规定，今年补贴政策将退坡到位。但受疫情影响新能源汽车消费生产销售都在下滑，补贴政策退坡会导致雪上加霜。反观国外，有的国家仍在加大新能源补贴力度，比如，德国政府确定，今年4万欧元以内纯电动车补贴增至6000欧元。法国发布了最新的《生态补贴新方法》，对市场拉动作用明显。我们应设置一个缓冲期，同时尽快明确"十四五"时期的补贴政策，探索形成补贴的动态调整机制，科学设置补贴退坡梯度，使新能源汽车价格能够最大限度地被消费者接受。在落实好新能源汽车推广应用补贴政策的基础上，应推动补贴由生产环节向市场使用端转换，通过降低用户的购置成本和持有成本，推动新能源汽车消费加速升温。

（五）适度减免新能源汽车税费

对购置新能源汽车免征车辆购置税今年年底到期，为了鼓励消费者优先购买新能源汽车，建议明确免征车辆购置税政策再延续五年，也可研究出台鼓励新能源汽车消费的其他税收优惠政策。对于停车费减半、老旧小区安装充电桩等政策，应制定明确的规划和措施予以落实。鼓励地方政府加大公共服务、共享出行等领域车辆运营支持力度，给予新能源汽车通行和使用等优惠政策。还要继续扶持充换电基础设施建设，通过减免停车费和过路费、放宽限行、积分奖励等措施，提高新能源汽车使用的便利性和普及度。

（2020年3月20日）

走活四步棋深挖新能源汽车消费潜力

　　新能源汽车是对百年来汽车动力技术最重要的变革，也是绿色生活方式加快进入寻常百姓家的重要方面，对于推动能源消费革命、促进产业升级转型和刺激居民消费需求，都具有十分重要的意义。2014 年 5 月 23 日至 24 日，习近平总书记出席亚信上海峰会后在上海考察时指出，汽车行业是市场很大、技术含量和管理精细化程度很高的行业，发展新能源汽车是我国从汽车大国迈向汽车强国的必由之路，要加大研发力度，认真研究市场，用好用活政策，开发适应各种需求的产品，使之成为一个强劲的增长点。2020 年 2 月 3 日，他在中共中央政治局常委会会议研究应对新型冠状病毒肺炎疫情工作时的讲话中强调，要积极稳定汽车等传统大宗消费，鼓励汽车限购地区适当增加汽车号牌配额，带动汽车及相关产品消费。近年来，我国新能源汽车整体发展处于世界先进水平，但今年前两个月，受疫情影响我国汽车销售总体上跌入谷底，创 2004 年以来最低水平，其中新能源汽车销售同比下降 75.2%，对整个车市乃至全社会消费的拖累都很大。为了扭转局面，不少地方推出一系列政策措施，释放出提振新能源汽车消费的积极信号。但全球疫情升温加剧，将更大程度冲击我国作为全球最大的新能源汽车市场，对此应有足够的认识和做好应对，并从国家层面研究出台强有力的支持政策，走好激活国内市场需求潜力通盘大棋。

一、把准风向标引导改善社会消费倾向

汽车消费倾向反映整个社会对于新能源汽车的认知与接受程度，反映消费者购买使用燃油汽车和新能源汽车的偏好程度，这取决于消费者的兴趣嗜好，也取决于社会习俗和时尚变化，无论是个人喜好还是社会习俗时尚，都不可避免地要受到政策风向标的牵引推动。因此，政策是新能源汽车发展的生命线，是影响新能源汽车消费需求的关键因素。近年来我国密集出台了一系列促进新能源汽车消费的政策举措，建立了较为完备的新能源汽车政策支持体系，释放出鼓励新能源汽车发展的强烈信号，引导和改善了居民的汽车消费倾向，取得了新能源汽车生产消费"双丰收"。自 2011 年以来我国新能源汽车销量增长迅猛，2019 年国内新能源汽车销量已超过 120 万辆，占全球新能源汽车销售 55% 的市场份额，已发展为全球最大的新能源汽车的制造国和全球最大的新能源汽车市场。

经过多年努力，我国形成了全方位多层次的新能源汽车政策支持体系，为从各个层面、不同环节激活新能源汽车消费提供了有力的政策支撑。但是也不难发现有的政策信号还不够明确，不同文件之间缺乏足够匹配，改善居民汽车消费倾向的作用发挥得还不够。比如，2012 年出台的《节能与新能源汽车产业发展规划（2012—2020 年）》提出，到 2020 年纯电动汽车和插电式混合动力汽车生产能力达 200 万辆、累计产销量超过 500 万辆。2017 年印发的《汽车产业中长期发展规划》提出，到 2020 年新能源汽车年产销达到 200 万辆，到 2025 年新能源汽车占汽车产销的 20% 以上。工业和信息化部会同有关部门起草了《新能源汽车产业发展规划（2021—2035 年）》（征求意见稿）到 2025 年新能源汽车新车销量占比达到 25% 左右。上述文件都规定了约束性指标，但这些指标一是目标较高，明显达不到；二是同一指标前后不一致；三是与燃油车没有集合起来，给消费者的预期还不够明确。

建议：一要加快出台实施面向 2035 年的新能源汽车产业规划，营造有利于新能源汽车健康发展的市场环境，进一步明确"到 2025 年新能源汽车新车销量占比达到 25% 左右"究竟是多少？与现在相比可能会新增多少？同时也应明确到 2035 年新能源汽车新车销量占比是多少？预计可能增加多少？尽可能提供更清晰的政策风向标，用可预见的信号给消费者可靠的消费预期。二要在研究编制的"十四五"总体规划中体现对新能源汽车发展的战略布局，并结合总体规划编制"十四五"新能源汽车产业专项规划，总体规划和专项规划都应明确未来五年新能源汽车消费的目标任务，不断释放政策信号，有效引导消费需求。三要确保政策信号一致，不要产生误导。确保"十四五"总体规划、新能源汽车产业专项规划，与面向 2035 年的新能源汽车产业规划相关目标和要求一致，确保未来新能源汽车消费扩量，与全国汽车控总量、燃油汽车减量的目标和路线图一致，坚定消费者的信念。四要加强政策宣讲。对国家已经明确的汽车消费大政方针，以及鼓励新能源汽车消费的政策举措，应不断加强宣传推介，提高全社会的认知度和接受度，形成有利于新能源汽车大规模使用的社会舆论氛围。

2018 年新能源汽车产量前五名企业累计生产 59.2 万辆，市场占有率仅为 46.6%，目前，我国拥有新能源汽车生产资质企业多达百家，地方政府存在跟风上马新能源汽车整车项目的现象，导致新能源汽车行业存在一定的低水平产能重复建设和低档次产品低质竞争的发展趋势。在顶层设计上，需做好新能源汽车的全国产业规划和生产力布局，给产业和社会一个长期明晰的预期，并资助企业，尤其要"好钢用到刀刃上"，采用信贷、生产用地等资源支持龙头企业。实现乘用车整车企业全国不超过 5 家，商用车整车企业不超过 3 家的总体布局。将新能源汽车分时租赁纳入城市公共交通体系规划中，明确在城市公共交通出行中的重要性。还需有序引导地方政府的产业和项目建设，限制汽车产业基础薄弱和产业发展水平欠佳的地区新建整车项目，引导地方的资金和项目围绕新能源汽车产业链的上下游发

走活四步棋深挖新能源汽车消费潜力

展配套产业项目，与整车企业形成产业协同，培育具有特色的区域零部件产业集群及细分领域单项冠军企业。

二、提高性价比释放国内市场需求潜力

面对处于成长期的新能源汽车市场，作为理性的经济人，消费者首先考虑的是性价比。国外某研究机构的调查结果显示，新能源汽车价格只有降至 2.4 万美元以下，销量才能获得突破性增长，否则将永无起色。性价比反映新能源汽车的可买程度，是每位消费者选购时必须关注的重要指标。性价比越高，市场行情就越好，反之市场销售很难火起来。多年来国家对新能源汽车生产和销售提供了不少优惠政策，纳入中央财政补贴范围的新能源汽车车型不征收增值税及附加、免征消费税，个人消费者购买新能源汽车不需要缴纳购置税、免征车船税，中央和地方财政对个人购买新能源汽车提供补助资金，等等。在这些政策协同作用下，新能源汽车不仅产品性能逐步改善，而且销售价格比价合理，性价比不断提升，吸引越来越多的消费者加入购买新能源汽车的行列。同时也要看到，与发达国家相比，目前性价比还缺乏竞争优势，也达不到广大民众的心理要求，应进一步提高性价比，以激发消费需求活力。

一是保持补贴稳定性连续性。消费者对补贴政策的反应非常敏感，补贴政策越多，购买意愿越强。反之当补贴政策退坡，消费者更倾向于选择普通的燃油汽车。德国为了促进新能源车消费，自今年 2 月 17 日起调整了补贴政策，补贴金额不仅提高了 50%，每辆车最高可达到 6000 欧元（约合人民币 4.7 万元），而且购买二手电动车也可以领取补贴。面对激烈的国际竞争和疫情的严重冲击，应保持现行补贴政策的稳定性和可持续性，针对不同价格的新能源汽车给予不同程度的补贴政策，更好地稳定市场预期。制定新能源汽车"以旧换新"和"下乡惠农"政策，深挖农村汽车消费潜力。指导地方制定一些特定性场景和特定区域的补贴政策，比如把补贴的重点

放在核心技术研发方面，鼓励企业加强技术研发，更好发挥补贴作用。

二是加大税收优惠力度。在全面落实现行减税降费的基础上，出台针对性的减税措施，推动企业降本增效和恢复生产能力，通过降低上游价格传导使消费者买到价位合适的车型。建议继续减免增值税、消费税、城市维护附加税和教育费附加，车辆购置税价格减半政策延长至 2025 年底。借鉴美国对新能源汽车消费者实行最高 7500 美元的阶梯式个税抵免政策，研究探索购买新能源汽车的个人所得税抵扣措施。研究出台相关税收优惠政策，激励企业回收和再次使用动力电池。为了鼓励企业加快技术研发，不断降低电池的衰减度和价格成本，有必要探索专属于新能源汽车的所得税优惠政策，比如将新能源研发费用税前加计扣除比例提高至 150%，引导企业将更多利润投入新技术研发上，推动生产出性价比更高、技术含量更高的新能源汽车。

三是提高政府采购比例。新能源汽车属于绿色环保车型，增加政府采购属于绿色政府采购的范畴，今后各级政府都应加大政府采购力度，在落实绿色减排的同时，对引导消费者购买起到很好的示范效应。中央和国家有关部门可做好表率，优先考虑购买使用新能源汽车，地方政府也要制定明确的采购目标和具体措施，展示节能减排信念，推动新能源汽车消费。

四是因地制宜发放消费券。消费券能起到直接刺激需求、拉动即期消费、提振消费信心的作用，是一种国际通用刺激消费的做法，欧洲国家、日本等都曾采用过这种方式。近期澳门特区政府投入 22 亿澳门元，向每位居民发放 3000 澳门元的电子消费券。有必要鼓励各地和企业给新能源汽车购买者发放定额消费券，还可通过以旧换新等方式增加民众购买力与消费欲望，助推提升居民消费能力。

五是调整完善"双积分"政策。目前新能源汽车"双积分"政策实施效果较好，但对传统车油耗整体影响有限。应进一步完善"双积分"政策，根据市场实际情况动态调整细化政策，推动经济奖惩机制补位，通过增设车型分类、系数设定、交易制度设定及惩罚措施等，引导市场动态调整积分交易，建立健全正向引导机制，给予拥有先进技术的企业或项目额外奖励积分，以更加市场化的方式促进新能源汽车市场发展。

三、增强便利度提高消费者获得感体验感

新能源汽车购买使用的便利性，既是消费者普遍关注的重要问题，也是激活新能源汽车消费的关键所在。与燃油乘用车相比，我国新能源汽车的便利性不高，是影响新能源汽车消费扩容的掣肘。这主要表现在：不少城市限牌措施致使新能源需求有所放缓；续航里程难以满足日常出行需求，冬季续航更是困扰消费者的主要问题，特斯拉等品牌的新能源汽车多次发生自燃事故；找充电基础设施极为不便，一桩难求的现象备受用户诟病；存在安全漏洞，有的智能系统无法正常启动或黑屏卡死、导航偏差、音响故障等问题多次被车主投诉。必须采取措施提升新能源汽车出行便利性，改善新能源汽车使用的体验感，保障每个新能源汽车用户用车无忧，才能给新能源汽车消费者吃上一颗定心丸。

可考虑采取的举措主要有：落实好现行中央财政新能源汽车推广应用补贴政策和基础设施建设奖补政策，推动各地区按规定将地方资金支持范围从购置环节向运营环节加快转变，重点支持用于城市公交。及早明确政府部门推广使用新能源汽车的时间表和路线图，力争 2025 年城市公交环卫、邮政、道路客车、城市物流和机场等领域全面使用。加快汽车限购向引导使用政策转变，继续对新能源汽车实施免限购措施，鼓励限购地区释放新能源汽车号牌，促进刚需家庭购买使用，延长号牌用于购买新能源汽车的有效期（如 2 年），且允许跨周期配置。城区新能源汽车享受全时段进城不限行、允许使用现有公交车道，公共区域停车费减半优惠。取消新能源汽车高速通行费并制定新能源汽车停车费减免措施，设计新能源汽车专用通道、推广新能源汽车专用停车位等。加快建设新能源汽车充电桩，完

善智慧车联网平台，有效解决"找桩难""充电难"问题，让更多用户享受到优质优惠的充电服务。全面推进汽车"三包"规定在新能源汽车领域落实落细，保障消费者权益，完善售后服务规则，让消费者放心，以此增强消费者的购买意愿。

同时，建议出台控制燃油车使用的政策举措，倒逼新能源汽车便利度不断提高。欧盟制定了严格的排放法规和惩罚措施，倒逼企业转型，英国、荷兰、挪威、法国等纷纷宣布禁售传统燃油车时间表，扭转行业预期。可以借鉴欧盟的做法，从法律层面明确我国燃油车使用的时间表，继续控制燃油车号牌，采取一些更严格"限行"措施，加紧推出高排放老旧汽车淘汰更新政策。此外，现行汽油和柴油税率（生产、进口环节）分别为 1.52 元/升和 1.2 元/升，明显偏低，应提高燃油消费税，所筹集资金用于新能源汽车充电桩建设，更好发挥税收引导节能消费的作用。

四、做大后市场优化新能源汽车生态体系

促进新能源汽车消费不宜把眼光只盯在销售市场上，而是让消费者愿意花钱购买一切与车有关的售后附加服务，做大做强后市场服务，激活汽车售出后到消费者手中滋生的所有衍生消费，延伸新能源汽车的产业链供应链价值链，优化新能源汽车消费的生态体系。有机构预测，到 2025 年我国汽车后市场份额将占全球汽车产业链的 55%，将有数万亿元的市场"金矿"，基盘深广、可持续高增长潜力巨大。随着汽车保有量和车龄的提升，消费者的服务要求越来越高，汽车金融、汽车保险、维护维修、保养美容、汽车租赁、人才培训、救援系统、信息服务、二手车以及车友俱乐部等全生命周期方面将迎来爆发期，新能源汽车消费也将推动迎来一个黄金发展期。必须鼓励发展后市场服务，创新服务模式，增强用户体验，丰富价值链，全面营造新能源汽车放心消费环境。当务之急应做好以下重点工作：

一是补上法律标准短板。没有成熟的政策法规和标准规范做指导，新能源汽车后市场很难上水平。虽然我国汽车后市场服务企业不计其数，但多处于"小散乱"的低层次重复建设和同质化竞争，在维修、配件、美容、汽车周边用品等领域缺乏指导规范。建议加强后市场法制建设，加快形成法律规范和标准，促进市场秩序日趋规范。比如在促进新能源汽车租赁消费上，应尽快制定全国统一的汽车租赁法律法规，明确运营企业、承租人等各方权利和义务，同时研究出台租赁车辆车载终端、车辆维护等相关技术标准并在行业推广应用，为分时租赁车辆安全提供保障，促进新能源汽车消费上规模。

二是规范新能源汽车租赁。继续大力推广分时租赁，利用"互联网+"充分利用上下游资源，创新以互联网为载体线上线下互动的租赁服务模式。开展多元化经营，积极开发相关配套服务项目，经营网点布局应与旅游景点、大型商业超市、火车站、轻轨站、轮船港口、机场等匹配，更好激发汽车租赁需求。调整提供更有力度的租赁税收优惠政策，为中小租赁企业纾困解忧，也便于新进入的平台以低价或者返券形式吸引用户，释放更大的市场潜力。完善信用链条，新能源汽车租赁公司应协同政府、社会和客户共同建立良好的信用机制，降低租赁风险。

三是提振二手车交易市场。有关部门应协同企业和行业协会打造面向国内外的二手车销售和售后服务网络，创建全面覆盖车辆回收、评估、整备、销售和第三方评估的二手车信息跟踪和拍卖系统。为促进新能源汽车更新换代，对置换或报废二手车的消费者给予一定的补助。制定二手车出口资金支持政策，简化出口二手车异地转移登记手续，优化二手车出口退税制度，打通汽车从最终消费产品到二次流通领域的增值税链条。推进二手车国际营销服务体系建设，完善海外金融服务体系，加快释放出口潜力，促进国内新车消费和更新换代。

四是赋能后市场绿色金融。我国绿色金融已经进入纵深发展的新阶段，新能源汽车金融属于绿色金融，后市场消费金融同样属于绿色金融，应加大引导与政策支持后市场服务。有关部门和金融应将新能源汽车后市场服务纳入绿色金融支持范围内，以后市场服务消费金融为支点，根据后市场需求不断研发相关金融创新产品。发挥开发性银行、政策性银行的政策优势，以低息贷款、延长贷款周期、优先贷款等方式加大对新能源后市场服务的信贷支持。发展绿色保险，出台新能源汽车专属保险条款，明确收费标准和续保事宜，降低消费者购车成本，助力新能源汽车后市场服务。创新担保方式，探索建立以新能源企业的专利权和商标注册权作为质押担保的新方式。当然也要克服乱收金融服务费、不规范贷款、贷后暴力拖车等乱象，减少违规行为，维护金融稳定安全。

五是培养后市场技能人才。目前汽车后市场人才需求数量短缺，专业对口人才几近空白，尤其是从事检测维修、保险理赔、美容养护、二手车及租赁、汽车金融等工作的专业技能人才及服务人员。建议加大职业院校对新能源汽车后市场专业技能人才的培养力度，招生指标规模可以适当倾斜，创新型教师科研团队，课程设置可借鉴德国工学结合一体化教学的模式，深化校企合作推广学徒制，面向大量走进社会的初高中毕业生提供职业培训，充分发挥企业实践在后市场技能型人才培养中的积极作用。

（2020 年 3 月 26 日）

走活四步棋深挖新能源汽车消费潜力

推进新能源汽车充电桩建设一举多得

新能源汽车充电桩是重要的新型基础设施，既是经济社会发展的重要支撑，也是推动新能源汽车消费的先行官。2019年10月24日，习近平总书记在主持中共中央政治局第十八次集体学习时强调，要推动区块链底层技术服务和新型智慧城市建设相结合，探索在信息基础设施、智慧交通、能源电力等领域的推广应用，提升城市管理的智能化、精准化水平。3月29日，习近平总书记在浙江考察时强调，要抓住产业数字化、数字产业化赋予的机遇，加快5G网络、数据中心等新型基础设施建设，抓紧布局数字经济、生命健康、新材料等战略性新兴产业、未来产业，大力推进科技创新，着力壮大新增长点、形成发展新动能。为应对疫情影响，党中央、国务院统筹谋划新冠肺炎疫情防控和稳定经济社会运行重点工作，研究部署加快新型基础设施建设进度，旨在打造集约高效、经济适用、智能绿色、安全可靠的现代化基础设施体系。

一、加快新能源汽车充电桩建设意义重大

加快新能源汽车充电桩建设，既是拉投资促消费的推进器，又是惠民生防污染的硬手段，能够带来一举多得的经济社会效应，对于扩大有效供给推动高质量发展能够释放长期利好。

（一）有助于拉动基础设施投资

疫情对投资造成较大冲击，1—2 月份固定资产投资同比下降 24.5%，其中基础设施投资下降 30.3%。新能源汽车充电桩作为重要的新型基础设施，是稳基建稳投资稳增长的重要利器。目前全国新能源汽车保有量 381 万辆，充电桩保有量达到 121.9 万台，按照《电动汽车充电基础设施发展指南（2015—2020 年）》规划车桩比为 1∶1 和生产能力达 200 万辆的目标估算，至少还需建设 459.1 万台充电桩。工信部发布的《新能源汽车产业发展规划（2021—2035 年）》（征求意见稿）明确提出，2025 年新能源车销量占比将达 25%，据此推算未来五年销量将在 700 万辆以上，预计到"十四五"末至少需要新建 1100 万台充电桩，再加上一些充电桩配套设施和老桩维修改扩建，投资空间潜力巨大，并将拉动充电设备需求显著增加，带动相关产业链公司收入和利润增长。这对发挥有效投资关键作用，提高有效供给体系质量水平，具有十分重要的意义。

（二）有助于释放巨大消费潜力

我国最终消费支出对经济增长的贡献率为 57.8%，消费对经济增长的主引擎作用越来越强。但我国人均居民消费不及世界平均水平的二分之一，而居民消费恩格尔系数为 28.2%，储蓄占 GDP 的比重超过 46%，均远远高于发达国家的水平，需要加快消费升级以释放更大潜能。特别是汽车市场还有较大发展空间和潜力，新能源汽车消费需求依然旺盛。但今年 1—2 月汽车类消费品零售总额直线下降 37%，除了受疫情抑制外，充电桩数量不足、缺乏便利性导致充电难，是制约新能源汽车消费的最大短板。加快充电桩建设对新能源汽车产业发展具有先导支撑作用，可以稳定新能源汽车产业发展的"基本盘"，这是带动新能源汽车及相关产品消费的发动机，有利于加快释放新兴消费潜力、推动消费升级上水平。

（三）有助于改善保障民生

民生最基本的是柴米油盐、衣食住行，现在老百姓穿衣吃饭普遍不用发愁，而是追求更高品质、体验享乐型的美好生活，出行方便、旅游顺畅是民生新需求。但由于各地充电桩建设比较滞后，新能源汽车旅游出行充电相当困难，导致一些人对美好生活的需求难以满足。所以说，加快充电桩建设也是解决民生难题、补足民生短板，是牵系亿万群众幸福生活的大事，也是党和政府重视关心的民生工程。必须下大力气加速度推进建设，打造覆盖全国的充电桩基础设施网络，满足所有新能源汽车的充电需求，让绝大多数群众都能享受到充电桩所创造的民生福祉。

（四）有助于建设美丽中国

2019 年末全国民用汽车保有量达 2.6 亿辆，加上公用汽车近 3 亿辆，燃油车占比在 99% 以上。这些车每年造成 30% 以上的城市大气污染，其排放物中含有大量的 PM、CO、NO_x、HC，对环境及人体系统造成极大的污染和伤害，是影响美丽中国建设和人民健康需求的痛点堵点，每年治理机动车尾气的支出费用近百亿元。新能源汽车低能耗、低污染，是解决传统汽车污染问题的一种探索，但却无法如普通汽车加油一般便捷，成为阻碍人们广泛使用的绊脚石。加快充电桩建设，就可以弥补新能源汽车的缺陷，助力防控大气污染，打造更加智能低碳环保的生态环境，为建设美丽中国添力增彩。

二、加快新能源汽车充电桩建设的主要挑战

经过多年快速发展，我国建成了世界上最大的电动汽车产业，销量和保有量都是世界第一，形成了世界上规模最大的充电网络，充电技术、商业模式、服务水平得到不断提升。但是受疫情的严重影响，今年 1—2 月充电桩基础设施增量同比减速 54.7%，公共类充电基础设施和随车配建充电设施都出现明显减速，加快新能源汽车充电桩建设有不少问题有待破解。

（一）供求缺口比较大，有车无桩现象突出

新能源汽车充电桩需求越来越大、供给量严重不足，这是一个世界性难题，我国作为新能源汽车消费大国，充电桩基础设施不足的问题更加突

出。按照《电动汽车充电基础设施发展指南（2015—2020 年）》规划，到 2020 年车桩比（新能源汽车与充电桩保有量配比）基本达到 1∶1 的目标，应建成 500 万台充电桩，但截至今年 2 月全国充电桩保有量只有 124.5 万台，缺口达 575.5 万台。工信部去年发布的《新能源汽车产业发展规划（2021—2035 年）》（征求意见稿）指出，预计到 2025 年新能源汽车销量占比达到新车销量的 25%，据此推算到 2030 年新能源汽车保有量将达 6420 万辆，再按车桩比 1∶1 的目标估计，未来 10 年充电桩建设尚有 6000 多万台的市场空间，如不加快推进建设，有车无桩的现象将更加突出。

（二）区域发展不平衡，梯度差距比较明显

从当前充电桩保有量看，各地建设发展不太平衡，梯队层次差距较大。其中，江苏、广东、北京和上海等地为第一梯队，保有量均超过 5 万台，处于绝对领先地位；山东、浙江、安徽、河北等地为第二梯队，保有量均在 2 万至 5 万台之间，追赶发展态势较明显；湖北、福建等 9 个省市排在第三梯队，保有量均在 1 万台以上，尚在跟跑建设阶段；其余 14 个地区保有量均不足 1 万台，整体建设缓慢。随着区域梯度分布态势固化，充电桩建设在长三角、京津冀、珠三角城市群发展势头日趋强劲，而东北、西北、西南等地区的建设进度越来越落后。如果不引起重视，随着各地公共充电桩的保有量和建设速度拉开差距，未来区域梯度差距将会进一步拉大。

（三）市场集中度较高，民间资本仍有隐壁

充电桩基础设施建设前期投入大、资金回报慢、技术门槛较低、集中度偏高，自 2014 年向民间资本开放市场以来到今年 2 月底，私人类充电桩占全国充电基础设施保有量的 57.35%，中国电动充电基础设施促进联盟对 104.8 万辆车的抽样调查显示，未随车配建充电设施的有 33.4 万台，整体未配建率为 31.9%。除了集团用户自行建桩、居住地物业不配合和居住地没有固定停车位等因素外，民间资本参与面临的隐形壁垒是最大障碍。有民营企业反映，现在表面上"玻璃门""弹簧门""旋转门"没有了，但在进行

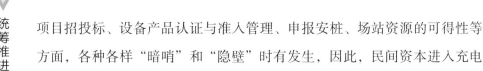

项目招投标、设备产品认证与准入管理、申报安桩、场站资源的可得性等方面，各种各样"暗哨"和"隐壁"时有发生，因此，民间资本进入充电桩建设领域依然困难重重。

（四）建设运营不配套，难点痛点问题不少

主要集中在：一是充电桩难找。很多充电桩建在地下车库里负二层、负三层，有的建在部分大型综合体的地下停车位上，导航难以精准解决"最后一公里"不清晰问题，即便找到桩充电还要承担高昂的停车费、休息室消费等额外消费。二是充电既耗时又拥挤。直流桩充电时间大约半个小时，交流桩一般需要三个小时左右，消费者补电需要支付较多时间成本，加之电桩供不应求，充电拥挤更是家常便饭。一旦遇到设备异常或燃油车占位的状况，车主体验就更差。三是充完电缴费难。目前不少充电运营商都有自己的APP，这些不同的APP没有实现互联互通，用户必须装很多APP才能充电缴费，支付方式不能通用给用户缴费增添了不必要的麻烦。四是安全隐患大。去年夏天发生的多起电动车自燃事故都与充电有关系，某省去年7月抽检了九批次充电桩，其中七批次充电桩本身存在质量安全隐患，在充电设施本体、充电连接、通信与信息、整车和电池等方面均不同程度存在安全问题。

三、国外支持新能源汽车充电桩建设的做法

全球正在兴起发展新能源汽车产业的热潮，充电桩是新能源汽车发展的基础设施和关键一环。国际能源署预计，2030年全球电动汽车保有量将达到1.25亿辆，仅公共充电桩需求量超千万台，加上不计其数的私人充电设施，总的市场投资规模超万亿美元。按照欧盟设定，2050年将实现私人运输中二氧化碳零排放目标，仅此公共充电桩的数量将至少增加15倍，欧盟必须加紧部署充电桩网络，据估算，未来10年内欧洲将需要300万台充电桩，总投资约200亿欧元。各国对充电桩建设的支持政策主要有：

一是加大投入。三年来欧盟从预算中划拨8亿欧元改善电动汽车等使

用替代燃料汽车的基础设施，并以公共投资撬动私有资金参与充电基础设施建设。德国联邦政府每年充电设施建设预算 3 亿欧元，已经建成 16000 个充电桩。保加利亚拟投资 837 万欧元，购买和建造包括 15 辆电动公交车和 6 个充电桩，每辆公交车价格为 48.8 万欧元，每辆车载的超级电容保修期为 10 年。意大利提出到 2025 年逐步淘汰煤电厂，今年电动汽车充电桩数量应达 1.9 万台，近三年投入近 3 亿欧元建成 1.2 万台，还需投资扩建 7000 台。欧洲联通基金出资 160 万欧元、克罗地亚出资 90 万欧元，为促进克罗地亚境内电动汽车发展修建了 62 个充电桩。法国计划在未来 5 年投资 7 亿欧元，鼓励建设更多的电动汽车充电桩，鼓励消费者购买电动汽车的激励措施，以及在政府采购中购买更多电动汽车，为的是减少欧盟汽车生产商对亚洲电池的依赖。

二是财政补贴。世界各国都在将对电动汽车的补贴向充电设施建设转移。未来 11 年欧盟将投入 200 亿欧元，超 1500 亿元人民币用于建设充电基础设施。土耳其今年拟投资 37 亿美元发展电动汽车，在全国范围内建设充电基础设施。斯洛伐克出台电动汽车充电桩建设支持措施，首批补贴资金为 50 万欧元，各个镇、城市及有关组织自 2019 年 10 月 1 日起均可申请资金补助。德国为推广新能源汽车使用，推出联邦政府和车企共同出资的购车补贴，计划 2030 年前将建设 100 万台充电桩，并将增加的税收应用于新建充电桩和新技术研发。2020 年 2 月欧盟批准罗马尼亚为新能源汽车充电桩建设提供 2.5 亿列伊（约合 5300 万欧元）的公共补贴方案，将为混动汽车和纯电动汽车充电桩投资提供累计 5300 万欧元的财政补贴，为的是减少汽车尾气排放，有助于居民健康，不会扰乱市场公平竞争。

三是税收优惠。挪威减免年度牌照费、免交过路费、免除增值税等税收减免措施，以特斯拉为例，同款车型在挪威和邻国瑞典差价就可达 10 万元人民币。毛里求斯政府今年的预算案提出，为鼓励电动汽车行业发展逐步减少燃油公共汽车数量，降低电动汽车消费税，并对个人和企业购买电动汽车

推进新能源汽车充电桩建设一举多得

充电桩免税。德国去年为了鼓励公共和私人充电站的建设，有 16 个联邦州都提供了税收优惠政策，今年将加大充电桩的基础建设的减税力度，一辆价值 5 万欧元燃油车比同等价格的宝马 3 系电动车要多交双倍的税。

四是建免费公共充电桩。法国 2014 年通过全国范围内铺设电动汽车充电桩网络的法案，投资 8000 万至 1 亿欧元在全国范围内组织充电桩布网，加快电动汽车基础设施建设，允许电动汽车运营商免费使用公共充电场地。迪拜最高能源委员会发起电动汽车绿色充电桩行动，发出安装电动汽车充电桩的绿色充电倡议，在全境设立提供免收费的公共充电桩，同时免费的车辆登记和年检、200 个电动汽车专用的免费停车位等，拟打造成全球最智能和幸福的城市。

五是政府采购。罗马尼亚布加勒斯特市议会批准市政府购买 100 辆电动公交车及其所需充电基础设施，降低有害气体排放，减少噪声污染和路面颤动，提升生活质量。巴巴多斯是全球首个全面使用清洁能源的小岛屿国家，计划从本财年起分阶段采购电动公交、建设充电桩，到 2025 年所有政府车辆均更换为新能源车辆，并计划实施免关税进口新能源汽车政策，鼓励公共服务部门车辆更换为新能源车辆。哥斯达黎加国家电力公司花费 500 万美元，购买 100 辆电动汽车和 100 台配套充电桩，来保障公共部门的节能目标。

四、加快新能源汽车充电桩建设的政策建议

充电基础设施建设是一个复杂而系统的工程，每一个问题都涉及多个部门、多种因素，这种客观复杂性要求政府必须发挥积极的主导作用。

（一）统筹布局规划破解不平衡问题

建议结合新能源产业发展战略，兼顾上下游及客户需求，编制覆盖建设运营全产业链的充电基础设施专项规划，确保全国充电设施建设运营一张网，实现车与桩、桩与桩及建设运营平台之间的互联互通，打造集约高

效、经济适用、智能绿色、安全可靠的现代化充电桩基础设施体系。规划应综合考虑各地存量和增量、传统和新型桩，做到全国布局合理、适度超前安排，对所有公共活动场所、交通枢纽、旅游景区等地的充电桩实施三年改扩建行动计划，各地应结合实际将全国改扩建行动计划细化实化，并为充电基础设施建设运营创造有利条件，推进建设工程按时保质进行。建议将新能源汽车充电设施纳入社会停车场、新建小区建设和老旧小区改造规划之中。还应建立全国新能源汽车智慧能源服务规划，优化基于移动互联 APP 的创新运营服务模式，加快新能源汽车充电基础设施平台与智慧城市、智慧出行、智慧物流、智慧生活服务等平台无缝对接，形成万物互联、数据融通的命运共同体。

（二）多措并举拓宽资金来源渠道

资金是充电基础设施建设的关键。目前中央和地方财政都不大宽裕，收入增长步入慢车道，而支出刚性居高不下，增加新能源汽车充电基础设施的预算投资空间有限，可以考虑开启多种筹资渠道。一是要用好中央新能源汽车充电基础设施奖励资金，鼓励地方财政奖补加大支持力度，并从当年基本建设投资和环保投资中匀出一部分资金，扩大各级财政专项奖补资金池。二是建议从每年的车辆购置税、财政性罚没收入中拿出一部分资金，专门用于新能源汽车充电基础设施建设。三是全面整合各类闲置无效的公共资源，并通过市场化方式变卖或出租，筹措必要的资金，直接投资充电基础设施建设等公共项目。四是发行新能源汽车充电桩基础建设的政府债券和企业债券，面向社会募集一部分资金。五是探索加大从世界银行、亚洲基础设施开发银行等国际金融机构贷款，支持充电基础设施建设。

（三）运用市场化方式吸引社会力量参与

新能源充电基础设施建设点多面广线长，单纯依靠财政资金并非长久之计。应采取市场化运作主导、政府扶持为辅助的建设运营模式，千方百计调动一切积极因素，并以明确的资本回报机制激活社会投资。老旧小区改造中的充电桩建设，可探索社会资本与住宅维修基金、物业费以及桩体广告、大数据服务、增值服务等预期收入捆绑在一起，统筹考虑解决停车和充电"双难"问题。对民间资本充电桩建设运营应开绿灯，简化各种许可审批手续，优化申报办理流程，提高办事效率，推动充电设施建设运营良性循环。

（四）加大充电基础设施补贴力度

新能源充电基础设施建设成本高、研发投入多，为弥补充电设施建设运营资金缺口，建议加大对充电基础设施的补贴力度，进一步完善补贴政策和实施细则，及早颁布"十四五"期间充电基础设施建设财政奖励办法，督促各地尽快制定有关支持政策并向社会公布，给予市场稳定的政策预期。在老旧小区改造及运营初期阶段向充电基础设施建设提供一定的补贴，更好地推动改造项目进行。同时也应加大对运营端的补贴，缓解充电设施建设投资压力，提高充电设施运营效果。

（五）完善充电桩行业的税费优惠

建议借鉴国外对充电桩行业的税费激励办法，进一步加大对充电桩行业的税费优惠力度。税收方面可考虑的优惠措施包括：适度减免充电设备生产环节的增值税及城市维护建设税和教育费附加，充电设施建设用地减半征收土地使用税，降低充电设备及零部件的进口关税，对国产充电设备及零部件出口全额退税，将新能源汽车车辆购置税优惠政策再延长至2025年底。收费方面可考虑的激励政策是，可考虑对所有个人新能源汽车充电一律按居民生活用电收费；建议 AAA 级以上旅游景区、公共场所由政府建设运营的充电桩免费使用；对向电网经营企业直接报装接电的经营性集中式充换电设施用电执行大工业用电价格，2025 年前暂免收取基本电费；对有条件增设配套新能源汽车充电设备的加油站降低电价收费标准。

（2020 年 3 月 29 日）

大力度发展氢能产业培育经济新动能

面对能源供需格局新变化、国际能源发展新趋势，保障国家能源安全，必须推动能源生产和消费革命。2014 年 6 月 13 日，习近平总书记主持召开中央财经领导小组第六次会议时指出，立足我国国情，紧跟国际能源技术革命新趋势，以绿色低碳为方向，分类推动技术创新、产业创新、商业模式创新，并同其他领域高新技术紧密结合，把能源技术及其关联产业培育成带动我国产业升级的新增长点。2018 年 5 月 18 日，习近平总书记在全国生态环境保护大会上的讲话强调，新时代推进生态文明建设，坚决打好污染防治攻坚战，必须加快建立健全以生态价值观念为准则的生态文化体系，以产业生态化和生态产业化为主体的生态经济体系，以改善生态环境质量为核心的目标责任体系，以治理体系和治理能力现代化为保障的生态文明制度体系，以生态系统良性循环和环境风险有效防控为重点的生态安全体系。2020 年 2 月 23 日，习近平总书记在统筹推进新冠肺炎疫情防控和经济社会发展工作部署会议上明确指出，疫情对产业发展既是挑战也是机遇，要以此为契机，改造提升传统产业，培育壮大新兴产业。随着疫情在全球持续蔓延，我国发展氢能产业面临新机遇，应抓住时机，加快氢能产业发展提速升级，为今后经济社会持续健康发展蓄积新动能。

一、当前我国发展氢能产业面临新机遇

《能源生产和消费革命战略（2016—2030）》曾经提出，到 2030 年我国非化石能源占能源消费总量的比重需达到 20% 左右，到 2050 年能源消费的增量基本来自非化石能源，打开了氢能在优化能源结构、应对气候变化和维护能源安全方面的方便之门。近年来国家对氢能产业加大支持力度，《中国制造 2025》《国家创新驱动发展战略纲要》《能源技术革命创新行动计划（2016—2030 年）》以及《"十三五"国家战略性新兴产业发展规划》等规划均有相关支持政策，推动我国氢能产业发展步入快车道，这次疫情使我国氢能产业迎来前所未有的黄金机遇。

（一）国际竞争环境出现转机

国际能源署的报告指出，当前全球能源结构向清洁化和低碳化转型，氢能有望为世界提供一种清洁能源的解决方案，迎来千载难逢的发展机遇并具有长期发展潜力。很多国家已将发展氢能提升为国家战略，发布了路线图和行动计划，抢占产业发展制高点，形成了你追我赶、抢跑飞跃的"锦标赛"。目前国外疫情呈指数级增长，截至 3 月 30 日国外确诊人数近 65 万，是国内的 8 倍多，对全球生产和需求造成全面冲击，各国忙于与疫情"殊死搏斗"，氢能产业发展出现停滞，愈演愈烈的国际竞争有所缓解。我们必须抓住这个时间窗口，做好战略布局，争取主动权，加快推动氢能产业高质量发展。

（二）释放国内需求潜力所迫

疫情严重冲击了世界经济贸易增长，外需对经济的贡献大幅缩小，必须依靠改革的办法，深挖国内需求潜力。我国氢能应用市场潜力大，在能源、交通、工业等领域都具有广阔的发展前景，但作为能源消费的市场规模非常小，迫切需要采取措施有序激活。一方面，氢能制气、储藏运输和加氢站建设等与电动车充电桩一样，同属于新能源基础设施建设，亟待补

上有效投资的"短板";另一方面,现阶段用氢需求量较小,氢气分销和零售成本偏高,供应端到需求端的产业链条不畅通,蕴藏巨大市场需求空间有待加快释放。

（三）各地氢能发展势头强劲

去年的《政府工作报告》提出要推动加氢设施建设以来,部分地区开始布局发展氢能产业,把发展氢能作为推动地方高质量发展与转型升级的重要引擎,氢燃料电池汽车如雨后春笋相继涌现。各级政府大力推动氢能发展,普遍以加氢站建设为龙头,开展氢能产业布局与推广,氢能商业化热度升温,汽车企业、燃料电池供应企业以及投资机构热情高涨,蜂拥进入制氢供氢产业链。截至今年2月底,有10个省以及31个地（市）政府相继出台产业规划,增设产业园区,提供扶持政策,开展示范运营,建立了区域骨干供给网络和运营体系,形成了京津冀、长三角、珠三角、华中、西北、西南、东北七大氢能与燃料电池产业集群。

（四）宏观利好政策持续给力

发展氢能产业需要大量资金。美国为了应对疫情的冲击,推出无限量化宽松政策和2万亿美元财政刺激计划,带动世界各国政府和央行纷纷跟从货币放水,未来一段时期将维持低利率水平,比较适合进行大型项目的融资,对发展氢能产业十分有利,可以通过提供担保和合同减少金融风险,吸引更多私人投资者在氢能领域进行投资。特别是中共中央政治局常委会会议明确指出,积极的财政政策要更加积极有为,适当提高财政赤字率,发行特别国债,增加地方政府专项债券规模,对加快氢能产业将产生长期利好。

二、加快发展氢能产业亟待解决的问题

总体而言,我国氢能产业发展起步较晚、成长很快,未来前景可期,但当前发展不平衡不充分的矛盾十分突出,一些制约行业发展的短板和问

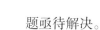
题亟待解决。

（一）顶层设计缺位，规划有待完善

主要是全国性的氢能发展战略和规划尚未出台，目前只是把氢作为新能源汽车产业发展的一部分，而氢能产业的指导思想、基本方针和总体目标有待明晰，在区域产业布局、核心技术攻关、保障供应链、拓展市场空间等诸多方面，都缺少系统考量和具体安排。不少地方已发布相关规划，有些地方经济技术条件好、氢能产业链相对完整，规划发展一些氢谷、氢能走廊，是可以理解的，但多数地方同质化低端竞争现象突出。有的地方在氢能产业链的诸多环节都不成熟，要产业没产业，要资源没资源，要技术没技术，盲目跟风冒进现象严重。有的地方氢能产业基础差，有实力的氢能市场主体寥寥无几，连条像样的氢燃料电池电堆生产线都没有，却规划了几千兆瓦的氢燃料电池电堆和十多万辆的燃料电池汽车产能，实属力所不逮、画饼充饥。

（二）融资机制不全，建设资金短缺

氢能产业吸引投资的能力比较强。根据国际氢能委员会的保守预测，全球氢能产业链到 2030 年将吸引 2800 亿美元投资，产生 1400 亿美元的氢能新增值年收入，也即投入 100 元的直接经济产出只有 50 元。受疫情影响，目前中央和地方财力均不宽裕，单靠财政资金无异于杯水车薪，根本解决不了问题。同时由于各类资本参与的积极性不高，氢能企业上市融资者不多，外资投入缺乏热度。联合国贸易和发展会议 3 月 26 日发布的报告显示，与 2008 年国际金融危机相比，疫情对全球外国直接投资的负面冲击更加严重，今年将是本世纪以来全球外国直接投资降幅最大的一年。可见，融资机制不健全，发展氢能产业遇到严重"贫血"问题。

（三）自主研发不够，技术人才稀缺

近年来，我国在氢能的关键零部件和技术开发方面有所突破，但与国际领先水平仍存在较大差距，部分核心技术、重要装备和关键材料仍掌握在别人手中，连燃料电池系统使用的特种氢瓶都依靠进口。比如，储氢环节的车载储氢罐和碳纤维，加氢站环节的氢气压缩机和加氢机技术，燃料电池环节的双极板表面处理、膜电极喷涂设备等，都存在"卡脖子"技术瓶颈。一方面，政府研发投入强度有限，国有和民营氢能企业多不愿意投入巨资研发，有些央企仅围绕自己的一亩三分地搞研发、技术路线各自为战，更有甚者不惧技术受制于人，只开发终端应用市场，乐于花自己的钱帮别人开拓市场，导致产业链利润大量外流。另一方面，人才"卡脖子"问题严重。尤其缺少尖端科研人才和技术创新人才，缺乏产业需要的多学科交叉复合技能人才，对整个产业具有全面了解的专家型人才也比较少，圈内互相挖人现象十分突出，有的高层次人才为多个企业领军申报项目，拿出的有分量的成果却不多。

（四）法律法规滞后，标准规范欠缺

发展氢能产业属于新生事物，存在不少法律法规的盲区。现行法律法规和地方性法规中，对上游制氢厂的建设审批尚无专门性条款规章作为法律依据，也未见地方性法规或试点性文件；缺乏对下游加氢站的审批、建设、管理、运营服务以及安全保障等方面的规定，没有一个全国统一的加氢站管理办法。有的地方参照国务院下发的《城镇燃气管理条例》或者地方性燃气管理条例，对加氢站进行审批、管理，大部分地区对于加氢站建设审批监管处于法律空白地带，亟须加强立法，发挥好法律对氢能全行业链的保驾护航作用。加之政府部门管理权限分散，氢能行业标准制定与认定的孤岛效应明显，导致氢能源产业技术标准单一、笼统、松垮和割裂，汽车行业、氢燃料电池行业、纯氢制备行业等领域的标准制定较为粗糙，影响行业健康规范发展。

三、加快发展氢能产业培育经济新动能

当前正处在统筹做好新冠肺炎疫情防控和经济社会发展工作的关键时

期，加快发展氢能产业是利在当前、功在千秋之举，是培育经济增长新动能、推动能源转型与革命的战略抉择，故提出以下建议：

（一）加强顶层设计做好战略规划

强化规划政策对发展氢能的导向作用，按照坚定不移贯彻新发展理念的要求，把研究制定氢能产业发展战略规划，与统筹推进疫情防控和经济社会发展工作结合起来，纳入正在研究起草的"十四五"规划和国家能源战略规划之中，明确氢的能源属性和角色定位，制定国家中长期氢能战略及发展路线图，明确阶段性目标和分步实施的重点和支持政策，构建起氢能产业完整生态系统，形成具有国际竞争优势的战略布局，促进氢能源产业上下游产业链全面发展。也应统筹产业布局和区域协调发展，鼓励资源有优势、开发有实力、技术有支撑的地区和企业携起手来，制定切合实际的区域规划和行动方案，切忌出现盲目投资、恶性竞争。建议推动建设几个富有代表性的国家级"氢能和燃料电池应用示范区"，起到模范带头作用，引导和提高公众对氢能的接受度。

（二）开源扩流完善投融资机制

兵马未动，粮草先行。今年可考虑将加氢站纳入新能源基础设施范围之内，在加快推进加快5G网络、数据中心等新型基础设施建设中，增加必要的投资。对"十四五"规划和国家能源专项规划拟明确的氢能重大工程和基础设施建设，应加大预算内投资的规模和力度。建立国家氢能产业投资基金，由中央和地方政府领投、吸引国内外力量参与，同时引导中石油、中石化、中海油、中化集团等巨型综合能源企业建立市场化产业基金。完善氢金融制度。银行方面，建立灵活优惠的贷款机制；股市方面，以科创版引领带动其发展；债市方面，支持涉氢企业发债。

（三）多措并举支持核心技术研发

在科技部下设国家氢能和燃料电池技术创新中心，负责实施氢能基础理论研究、关键技术、设备研发、标准制定和国际交流合作，加速提高从基础理论突破、关键技术攻关、应用示范到产业化转化的创新能力。组建氢能国家实验室，负责攻关突破质子交换膜、催化剂等核心基础材料，以及氢气循环泵、氢气压缩机等关键装备共性技术。借鉴高铁技术创新与油气重大专项模式，创建氢能重大专项解决机制，设立国家氢能与燃料电池重大科技专项，攻克制约氢能产业链的核心技术和关键零部件"卡脖子"问题。鼓励与企业、高校、院所等结成产业联盟，建立组团攻关、风险共担、利益共享的科技创新机制，筹设风险投资基金，集中优势"兵力"攻克坚硬技术"堡垒"，推动氢能和燃料电池技术的产业化和市场化，以"硬"科技内核促进产业成长、市场繁荣。还应加快培育氢能科技人才，加大科技宣传普及，促进公众对氢能优势的了解认知。

（四）建立健全相关法律标准体系

可借鉴韩国今年2月4日颁布实施的《促进氢经济和氢安全管理法》，研究制定我国的氢能源法，以立法手段推动氢能源开发利用，调整优化能源结构，增强能源供应保障能力，加快实现绿色低碳发展。有关部门应尽快制定氢能产业发展的指导意见和保障措施，形成有操作性的宏观政策法规文件。各地可根据国家法律和规划文件，做好地方氢能立法，细化实化各地氢能产业发展规划和及配套实施细则，推动氢能技术创新、基础设施建设及终端产品的推广应用。同时要加快建立氢能行业标准，推动制氢、储氢、加氢站、氢能应用等标准制定，支持优势企业主导或参与氢能领域相关标准制定，构建符合中国特色、引领世界潮流且覆盖全产业链的氢能技术和检测标准，为我国氢能产业快速健康发展扫清障碍。

（2020 年 3 月 31 日）

大力度发展氢能产业培育经济新动能

发达国家对氢能的投资竞赛需要关注

氢能是具有广阔发展前景的二次能源，氢能产业是具有战略意义的新兴产业。为有效推进氢能产业发展，世界主要国家对氢能技术研发及应用高度重视，不仅将氢能产业提升到国家能源战略高度，还出台了相应支持政策和中长期发展规划，旨在抢占产业发展的制高点，全球有近50项氢能发展战略和路线图相继落地，掀起了投资氢能培育经济发展新动能的热潮。尤其在当前新冠肺炎疫情对全球生产和需求造成全面冲击的情况下，发达国家之间的氢能投资竞赛却愈演愈烈，主要包括明确的氢能产业发展战略及产业定位、政府相关部门分工、制氢技术路线，以及推进氢燃料电池试点示范与多领域应用、持续的氢燃料电池技术研发支持、不断完善的氢能产业政策体系等方面。对此需要引起重视，并结合国情统筹短期疫情防控与长远经济社会发展，妥善做好应对，避免在赢得未来发展制高点上错失先机。

一、美国投入海量资金构建氢能经济新模式

美国是世界上最早应用氢能的国家。自1968年将强碱性燃料电池用于阿波罗号宇宙飞船以来，一直重视投资研究和开发利用氢能。1974年提出了以氢能经济为基础的发展蓝图。1990年颁布《氢研究、开发及示范法案》，制定"氢研发五年管理计划"，1994年投入1000万美元用于氢能研

发，1996 年颁布《氢能前景法案》明确了氢能发展方向，加快了技术研发示范力度。2002 年发布《国家氢能发展路线图》，"氢经济"由设想阶段转入行动阶段，2003 年启动"总统氢燃料倡议"，拟在未来 5 年中投入 12 亿美元，重点研究制氢及储运技术，促进氢燃料电池汽车技术及相关基础设施商业化。2006 年美国政府发布《先进能源倡议》，提出对有前途的氢能汽车领域加大投资，并在当年的《能源政策法案》中提出，要在 5 年内累计投入 40 亿美元，开展与氢能相关的技术研发和示范活动。2013 财年联邦预算安排 63 亿美元，用于燃料电池、氢能、车用替代燃料等清洁能源的研发和部署，并对氢能基础设施实行 30%~50% 的税收抵免。2015 年，美国能源部提出推动氢能大规模生产与应用。2016 年延长了各州税收抵免政策，计划到 2025 年发展 330 万辆包括氢燃料电池汽车在内的新能源车。2019 年美国参议院通过《美国交通基础设施法案》，计划五年内拨款 10 亿美元以支持美国各州未来五年内的电动车、天然气车及氢燃料电池车燃料供应站的相关基础设施建设。为推进先进氢能计划，去年美国能源部出资 3960 万美元，支持 29 个氢气制储运研究及示范；今年再度出资 6400 万美元，拓展氢在交通、冶金及海事等新场景应用，实现低成本可持续的大规模氢气生产、运输、储存和利用。去年 7 月还投入 5000 万美元用于卡车、越野车以及为其提供动力的替代燃料新技术和创新研究。2019 年发布的《美国氢经济路线图执行摘要》指出，美国计划 2020 年到 2022 年实现氢能在小型乘用车、叉车、分布式电源、家用热电联产等领域应用，达到加强能源安全、灵活性和使国内经济强大的目标，既保持了全球第一大液氢生产和使用大国的地位，成为全球能源革命的领跑者，而且为经济长期发展培育了新模式新动能，预计到 2030 年氢能投资为 80 亿美元，2050 年，美国氢气行业的总收入每年可能达到 7500 亿美元，美国将全面迈入氢能经济时代。

二、欧盟视氢能为减碳能手和经济推动力

欧盟于 2003 年发布的《氢能和燃料电池——我们未来的前景》，制定了向氢经济过渡的研发和示范路线图。2012 年为实施氢能项目投资 5300 万欧元，覆盖 12 个成员国、9 家燃料电池系统制造商和接近 1000 套微型住宅燃料电池热电联产系统。2013 年宣布按计划启动 Horizon2020 计划，将在氢能和燃料电池产业投入 220 亿欧元。2019 年发布《欧洲氢能路线图：欧洲能源转型的可持续发展路径》，提出面向 2030 年、2050 年的氢能发展路线图。今年 3 月发布《欧洲绿色协议》，提出了实现能源资源的有效利用等八大主题行动计划，专门将氢能列为欧盟能源转型的"投资关键领域"，以期到 2050 年让欧洲成为全球首个"碳中性"循环经济体，实现社会经济高质量可持续发展。在此背景之下，欧盟成员国纷纷加大氢能的投资力度，最有代表性的是德国。德国 2006 年就通过政府和社会产业资本合作开发利用氢能，由德国联通署、建筑与城市发展部等 5 个部门组成国家全资公司，启动"国家氢和氢燃料电池技术创新计划"，募集 14 亿欧元专项资金，用于 2007—2016 年的氢能项目开发，其中 7 亿欧元由政府出资，扶持 750 个相关项目，剩余资金按项目合作制度由社会产业资本提供。德国政府已明确该项目将持续至 2025 年，在 2016—2018 年间为该项目提供了约 161 万欧元的资金。此外，德国每年投资 1.1 亿美元，用于资助研究实验室测试工业规模应用的新的氢能技术，并加快了氢能制造和利用商业化的步伐。德国经济与能源部正在起草的氢能发展战略提出，在 2030 年拟投资氢项目 20 亿欧元，其中，6.5 亿欧元用于支持氢能技术、7 亿欧元用于开发使用燃料电池的供热系统、6 亿欧元用于实验室和地区一级的试点项目，2500 万欧元用于研究氢气的航运和海运。另外，还将有几十亿欧元用于发展支持电动车与充电站网络，以使氢能燃料及其基础设施受益。

三、日本吹响打造"氢能社会"的集结号

日本历史上曾经多次受困于能源危机，每次危机对经济发展都造成致命打击，因而从 1973 年开始就提供财政支持，开展氢能生产、储运和利用相关技术研究。2013 年推出的《日本再复兴战略》把发展氢能源提升为国策，并启动加氢站建设前期工作。2014 年公布的《第四次能源基本计划》将氢能源定位为与电力和热能并列的核心二次能源，并提出建设"氢能社会"的愿景。同年对外公布《氢能／燃料电池战略发展路线图》中，详细描述了氢能源研发推广的三大阶段以及每个阶段的战略目标。2017 年发布全球首个《氢能源基本战略》，提出了 2050 年愿景和 2030 年行动计划，在氢的供应和氢能利用方面提出详细的目标，2020 年为"氢能奥运元年"，2025 年为"氢能走出去元年"，2030 年为"氢燃料发电元年"。为了向世界展示日本的氢能方案，日本政府采取了各种政策措施培育和发展氢能产业。从 2013 年至 2018 年间日本政府为氢能研发的投入、氢能应用的补贴金额逐年上升，总计为 14.58 亿美元。其中投入资金最多的是加氢站的建设和运营，其次是煤气化燃料电池发电、家用和工商业燃料电池热电厂、氢能汽车以及氢能供应链。尽管对于氢能的支持相当可观，但同期日本政府在可再生能源研发和补贴方面的投入为 66.25 亿美元。2019 年日本在氢能燃料电池相关领域的总预算达 40.18 亿元人民币。为推进环境领域的技术革新，今后 10 年政府和民间将共同投资 30 万亿日元，专门用于氢能等环境技术的研究和开发。

四、韩国投资氢能培育创新增长的新引擎

韩国一直把氢能作为经济发展的新引擎，是"未来的面包和黄油"，旨在通过发展氢能拉动经济的创新增长。2018 年 2 月发表建立氢能经济社会的方案，拟在 2025 年前以政府资助为主建设 200 座加氢站、燃料电池汽车数量达到 10 万辆，2030 年后进入氢能社会，加氢站覆盖全国，数量达到

520 座，建立全规模氢气管道。2018 年 8 月，将"氢能产业"与人工智能、大数据并列为未来三大战略投资领域，计划 2019 年投资 1.5 万亿韩元，未来 5 年内总计投入 9 万亿~10 万亿韩元。2019 年 1 月发布的《氢能经济发展路线图》提出，打造成世界最高水平的氢能经济领先国家，计划到 2040 年创造 43 万亿韩元 GDP 和 42 万个就业岗位，氢能产业有望成为创新增长的重要动力，并明确 2018—2022 年为氢能立法、技术研发和基础设施投资准备期，2022—2030 年为氢能推广发展期，2030—2040 年为氢能社会打造期。根据上述路线图，仅去年韩国为核心技术研发领域投入 3700 亿韩元，取得了显著成果。2019 年 7 月，韩国天然气公司宣布，到 2030 年计划投资相当于 40 亿美元的资金，建设 25 个制氢厂以及总长度 700 公里的输气管道，用于在韩国运输氢气。2019 年 11 月发布的《2030 未来汽车产业发展战略》提出，计划在 2022 年前投入 2.6 万亿韩元资金，促使氢燃料汽车占领国际市场，到 2030 年将氢燃料价格从目前水平削减一半，加氢站将从 31 个增加到 660 个，保证开车 30 分钟内即可找到加氢站。今年 2 月 4 日，韩国政府颁布全球首个促进氢经济和氢安全的管理法案——《促进氢经济和氢安全管理法》，旨在促进基于安全的氢经济建设，该法律第十三条规定了设立氢专门投资公司的条款，第十六条规定可以按照资金管理计划投资氢专门企业或投资氢专门投资公司，第十七条规定国家及地方自治团体应依据《特别税收限制法》《地方税收特别法》等，对氢专门企业可减免其国税和地方税，为氢能经济发展加强制度保障。下一步，政府还将投入 3000 亿韩元，提高氢能零配件技术研发能力，建设氢能研发生态系统。

五、澳大利亚欲成为全球氢能产业的领头羊

澳大利亚是世界第三大煤炭探明储量国，第五大世界煤炭生产国，第七大天然气生产国，具备强大的资源优势，具有大规模发展氢气生产能力的良好机遇。近年来澳大利亚利用自身资源优势，积极开展氢能布局，在

产学研和引进海外投资方面取得一定成绩。2018 年 8 月发布《国家氢能发展路线图：迈向经济可持续发展的氢能产业》和《澳大利亚未来之氢》报告，规划提供了未来氢能产业的发展蓝图。澳大利亚可再生能源署（ARENA）已承诺向澳大利亚能源公司提供 750 万澳元资金，用于在其位于悉尼西部的工厂建造一个示范规模的 500kW 电解槽，还将投入 2200 万澳元用于出口氢气的研发资金，支持 9 个澳大利亚大学和研究机构的 16 个研究项目。澳大利亚政府加紧扩大对氢能项目的投资，澳大利亚联邦政府再生能源厅表示，将向西澳大利亚州的新兴企业 Hazer 集团规划的制氢项目投资 940 万澳元，以 2030 年成为全球氢能大国为目标，政府制定和执行国家氢能战略，在政策上支持发展氢能产业。2019 年 2 月出台《气候解决方案》，启动 20 亿美元的投资来降低整个经济体的温室气体排放，其中包括致力于使用氢和电池储能技术相结合的电动汽车最终完全取代以石油为基础的汽车等。2019 年 10 月发布的《氢能创新——2050 愿景》报告承诺，为氢基础设施项目提供 1.8 亿美元的资金支持。今年初，澳大利亚联邦政府发布《国家氢能战略》，确定了 15 大发展目标 57 项联合行动，旨在将澳大利亚打造为亚洲三大氢能出口基地之一，同时在氢安全、氢经济以及氢认证方面走在全球前列，为此拟投资 11.4 亿美元用于国家氢能计划，并通过加大研发、商业化前期部署、加强基础设施和监管改革来支持氢经济。近日，澳大利亚塔斯马尼亚州政府发布可再生氢能工业行动计划，将通过一项为期 10 年、总额达 5000 万澳元的一揽子支持措施为该计划提供便利。其中包括 2000 万澳元的塔斯马尼亚可再生氢基金和 2000 万美元的优惠贷款，其他措施包括价值高达 1000 万澳元的支持服务，以及竞争性的电力供应安排和工资税减免。

从以上种种迹象可以判断，发达国家已经把氢能作为投资追捧的"香饽饽"，这表明氢能大规模应用蓄势待发，世界即将进入氢能引领经济社会新发展模式的时代，而且比预期的来得早、来得猛。世界主要国家通过持

发达国家对氢能的投资竞赛需要关注

续的氢燃料电池技术研发支持、推进氢燃料电池试点示范及多领域应用、结合其资源禀赋特征确立制氢技术路线等措施，已在燃料电池汽车技术研发、产业链构建及加氢站建设方面取得优势。对此要有深刻的认识和把握，而且氢能作为最具潜力的二次清洁能源在我国能源转型中举足轻重，有关方面应未雨绸缪，将氢能从国家发展重点方向升级为国家发展战略，加快培育壮大氢能经济新动能，在推动高质量发展中赢得未来国际竞争新优势。尤其是目前境外疫情呈加速扩散蔓延态势，世界经济贸易增长受到严重冲击，我国疫情输入压力持续加大，经济发展特别是产业链恢复面临新的挑战，越是在这个时候越要用辩证长远的眼光看待和解决经济问题，大力推进 5G 等新型基础设施建设，也要在加快建设新能源充电桩设施的同时，统筹谋划推进氢能基础设施建设，既助力稳基建稳投资扩内需，也有利于打通氢能产业链的关键环节，为今后抢占氢能产业制高点铺平道路。

（2020 年 4 月 1 日）

多措并举加大土壤肥力修复投资力度

没有全民健康，就没有全面小康。习近平总书记早在 2016 年的全国卫生与健康大会上发表的重要讲话中强调，要坚定不移贯彻预防为主方针，坚持防治结合、联防联控、群防群控，努力为人民群众提供全生命周期的卫生与健康服务。这次疫情再次告诉我们，全方位全周期保障人民健康是政府义不容辞的责任，任何时候都要慎始如终、常抓不懈。问题是如何才能真正为人民群众提供全生命周期的卫生与健康服务呢？这就需要从土壤肥力修复的源头抓起。

国以人为本，人靠食活命，食由土中生，土要肥力养。土壤肥力是土壤物理、化学和生物学性质的综合体现，反映土壤能够提供作物生长所需各种养分的能力，直接关系粮食的产量和品质，关系到人民群众的生命健康。经过长期发展，我国耕地开发利用强度过大，一些地方地力严重透支，水土流失、地下水严重超采、土壤退化、面源污染加重，导致土壤肥力明显下降，不仅成为制约农业可持续发展的突出矛盾，而且成为影响粮食安全和人民健康的根本掣肘。虽然我国粮食产量实现"十五连丰"，今年夏粮丰收在望，但这个问题如果不能彻底解决，对于长远保障粮食安全和全方位全周期保障人民健康十分不利，因此，必须高度重视，切实加大对土壤肥力修复的投资力度，既可以解当下稳投资、稳住经济基本盘的燃眉之急，也有助于满足人民群众吃得更健康更安全的长期需要，加快推进健康中国建设，为实现"两个一百年"奋斗目标、实现中华民族伟大复兴的中国梦打下坚实健康基础。

一、疫情凸显加大土壤肥力修复投资之迫切

土壤堪称无价宝，犁深肥饱庄稼好。受突发性新冠肺炎疫情的冲击，今年一季度农业固定资产投资同比下降 13.8%，实属历史罕见。同时应清醒地认识到，农业是弱质产业，我国是农业大国，人多地少矛盾原本十分突出，土壤没有了肥力就好不起来，粮食安全和人民健康从何谈起？2017 年 10 月 18 日，习近平总书记在中国共产党第十九次全国代表大会上所做的报告明确提出，强化土壤污染管控和修复，加强农业面源污染防治，开展农村人居环境整治行动。因此，保护土壤肥力是安民之基、治国之要，应增加对土壤肥力修复的投资，在助推投资发挥关键性作用的同时，可以改善土壤质量，护航"六稳""六保"，确保粮食安全和全民健康。

（一）加大土壤肥力修复投资，是扩大国内需求的迫切要求

权德舆诗云："泻卤成沃壤，枯株发柔荑。"受疫情的严重冲击，国内需求明显减少，千方百计拉动有效投资，是当前扩内需、稳增长的迫切需要，一大批传统的基础设施和新型基础设施项目正在加快形成实物量。但长期以来我国土壤肥力透支严重，已成为保证粮食安全和全面建成小康社会的突出短板之一，亟待加大投入推动土壤肥力修复提高。土壤肥力修复难度大、投入大、周期长。从国际经验来看，肥力预防需投资 1 元钱，风险管控需投资 10 元钱，而末端治理需投资 100 元钱，土壤肥力修复属于典型的末端治理，自然需要巨额投资。目前国内土壤污染的修复成本是每亩 500~2000 元之间，但这仅仅属于污染防治，如果让土壤肥力达到国家标准，每亩成本不低于 10000 元。第一次《全国土壤污染状况调查公报》的数据表明，需进行土壤肥力修复的耕地是 3.93 亿亩；而《2019 年全国耕地质量等级情况公报》显示，有 4.44 亿亩被评价为七至十等的耕地土壤肥力

不足，按照以上两组数据初步估算，估算未来我国土壤肥力的投资空间在 4 万亿 ~4.5 万亿元之间。需要指出的是，对土壤肥力修复加大投资是名副其实的基础设施投资，属于补短板强弱项的有效投资，既是扩大投资需求的当务之急，也是推动经济增长的关键之举。

（二）加大土壤肥力修复投资，是提高土壤有机质含量的现实需要

高适诗云：“耕地桑拓间，地肥菜常熟。”联合国粮食及农业组织的数据表明，我国耕地土壤肥力基础薄弱，耕层土壤有机质含量平均值为 18.63g/kg，仅仅为世界土壤有机质含量平均水平的 57%，处于世界中下游水平。原本土壤肥力有机质含量不算高，由于耕地长期高负荷生产，化肥过量施用，有机肥投入不足，土壤有机质含量越来越少，导致土壤肥力下降、保水保肥能力减弱。去年我国化肥产量 5731 万吨，同比增长 6.1%，化肥施用量虽然实现了零增长，但总规模也在 5900 万吨左右，依然是世界化肥消费第一大国。根据有关资料，我国农作物亩均化肥用量远高于世界平均水平，是美国的 2.6 倍、欧盟的 2.5 倍，我国农药使用量是世界平均水平的 2.5 倍。大量施用化肥使得土壤盐碱化和板结现象较为严重、作物根系扎不深发不开，再加上滥用农药致使土壤中各种有毒有害物质累积得越来越多、有机质含量越来越少，最终导致土壤环境总体状况堪忧，部分地区污染较为严重。因此，国务院于 2016 年发布的《土壤污染防治行动计划》提出，到 2020 年土壤污染加重趋势得到初步遏制，土壤环境质量总体保持稳定；到 2030 年土壤环境风险得到全面管控；到本世纪中叶，土壤环境质量全面改善，生态系统实现良性循环。加大土壤肥力修复投资，就是要为土壤“刮毒疗伤”，促进土壤调节剂平衡酸碱、固化重金属、提高有机质含量，保障农产品质量安全。

（三）加大土壤肥力修复投资，是保障粮食安全的战略选择

元结诗云：“松膏乳水田肥良，稻苗如蒲米粒长。”面对百年未遇世界大变局和全球疫情持续蔓延，一些国家为了确保国内粮食自给，纷纷采取

了不合理的出口限制性措施，这对我们敲响了警钟。世界粮食计划署日前发布的《全球粮食危机报告》预警，2020 年全球面临严重粮食危机的人口可能增至 2.65 亿人，目前全球性粮食供应危机发生概率相对不大，但如果全球疫情失控，发生全球粮食危机的风险不容忽视。虽然我国农业连年丰收，粮食储备充裕，现在完全有能力保证粮食和重要农产品供给，但我国毕竟是粮食生产和进口大国，每年进口粮食 1 亿吨以上，全球粮食形势恶化对我国粮食市场的影响同样不容忽视。受人口增加、资源环境和极端天气等多重刚性约束，我国粮食供应将长期处于紧平衡状态。粮安天下安，粮食安全在"六保"任务中居于核心基础地位，必须万无一失把中国人的饭碗牢牢端在自己的手上。土壤安全关系着粮食安全、水安全和生态环境安全，加大土壤肥力修复投资，从长远发展考虑加强预防预备，依靠自身力量确保 14 亿人米面无忧、饭碗端牢，既"吃得饱"也"吃得好"，唯其如此才能赢得战略主动。

（四）加大土壤肥力修复投资，是促进全民健康的战略选择

陆龟蒙诗云："地与膏腴错，人多福寿并。"人民健康是民族昌盛和国家富强的重要标志，预防是最经济最有效的健康策略。土壤与人体健康息息相关，供应着地球上 95% 的食物来源，并为人类提供生存空间和重要的生态系统服务，人体所必需的矿质养分大部分来自土壤，蕴藏着影响人民健康的重要密码。土壤养分充足、肥力丰裕可以养人，反之，土壤养分欠足、肥力缺失亦可伤人。目前全球大约 33% 的土壤正在退化，而形成 2~3 厘米厚的土壤却需要长达 1000 年的时间，保障人类健康的土壤肥力面临着严重挑战。土壤肥力元素短缺必然影响作物的生长和质量，长期食用这些食物就会严重危害人体健康，我国南方土壤污染导致农产品镉、砷超标问题严重，给一些地方的有关人群造成很大的危害。加大土壤肥力修复的投资力度，就是把人民健康放在优先发展的战略地位，通过各种措施开发出微生物肥料，有目的地修复土壤肥力，让土壤微生物造福全体人民群

众，努力全方位全周期保障人民健康，确保人民群众生产生活健康安全和更有尊严、更多获得感、安全感、幸福感。

二、加大土壤肥力修复投资不是空穴来风

"春阳土脉起，膏泽发生初。"土壤肥力是衡量耕地肥沃性的重要指标，土壤肥力高低对农作物的产量和品质有很大影响。加大对土壤肥力修复投资力度不是空穴来风，而是分析国外与国内、历史与现实、理论与实践等多方面因素得出的必然结果。

（一）中华民族五千年优秀农耕文明的智慧基因

"万物自生焉则曰土，以人所耕而树艺焉曰壤。"中华民族为什么能够在五千年历史长河中生生不息、辉煌日新？一个关键原因是高度重视提高土壤肥力，并长期探索形成了以肥养地端稳饭碗的文明因子。上古时代先民发明"刀耕火种"，"断木为耜，揉木为耒，耒耨之利，以教天下，"把草木烧成灰做肥料，老早在农耕文明中嵌入土壤肥力的元素。西周时期的《诗经》曰："播厥百谷，实函斯活。……荼蓼朽止，黍稷茂止。"战国时期的《荀子》讲："地可使肥，多粪肥田。"西汉时期的《礼记》云："土润溽暑，大雨时行，烧薙行水，利以杀草，如以热汤，可以粪田畴，可以美土疆。"东汉时王充所著《论衡》称："深耕细锄，厚加粪壤，勉致人功，以助地力，其树稼与彼肥沃者，相似类也。"南宋时陈旉的《农书》说："或谓土敝则草木不长，气衰则生物不遂。凡田土种三五年，其力已乏。斯语殆不然也，是未深思也！……若能时加新沃之土壤，以粪治之，则益精熟肥美，其力当常新壮矣。抑何敝何衰之有！"元代的《王祯农书》里讲："田有良薄，土有肥硗，耕农之事，粪壤为急。"清代的杨双山在《知本提纲》中提到："田得膏润而生息，变臭为奇，化恶为美，丝谷倍收，蔬果倍茂。"这些不仅展示了中华优秀传统文化的智慧光焰，也是一代代中国人调控土壤肥力养活自己的"传家宝"。加大对土壤肥力修复投资力度，就是要与古为新让这些"宝贝"

因子发光发热，使当代及今后中国人持续端好自己的饭碗。

（二）世界各国不断推进土壤肥力修复的成功借鉴

目前全球每 5 秒钟就有一片约足球场大的土壤遭到侵蚀，导致土壤的养分和水分明显减少。因此，推进土壤肥力修复不是我国的"独角戏"，而是世界粮食生产国家的"大合唱"。加拿大联邦政府 20 世纪 80 年代每年有 530 万美元用于土壤基础应用研究，地方政府和大学还有 350 万美元的土壤研究费用，每年联邦和地方政府支持土壤肥力的诊断和修复总费用达 2000 万美元。美国以土壤保护为核心，从 20 世纪 50 年代开始推行的"土壤保护储备项目"，旨在将农业用地恢复成为适合野生动物生存的草场或者林地；1985 年和 2002 年分别启动"环境质量刺激项目"和"土壤保护监管项目"，参与"环境质量刺激项目"的农民最长可与联邦政府签署 10 年合同，最多可达 45 万美元或者项目所需资金的 70%，而"土壤保护监管项目"主要为那些采取更加环保和可持续的耕作方法的农民提供政府资金补贴。不仅如此，美国卡特政府 1980 年颁布《土壤污染防治超级基金法案》，寓"污染者负担"原则于法律之中，同时创设了超级基金，起到长远的治理和修复土壤的作用，从设立超级基金至今大约 70% 的土壤修复费用由责任者支付，每块地的修复时间一般在 10 年至 20 年。以上国家的成功做法与实践值得借鉴。

（三）马克思主义经典作家理论观点的伟大启迪

马克思和恩格斯曾经指出："土地是我们的一切，是我们生存的首要条件。""土地是人本来的食料仓。""肥力是土地的客观属性。""土地的丰度越是大，劳动的生产力也就越是大。""土地肥沃不像所想的那样是土壤的一种天然素质，它和现代社会关系有着密切的联系。""良好的排水设备，充分的施肥，适当的经营，加上多用劳动来彻底耕作土地，锄草犁地，将会在土壤的改良和生产的增加上产生惊人的结果。"列宁同样说："现代农业学指出：不用厩肥而用人造肥料，以某种细菌注射给积聚氮素的荚状植物等，就完全能够恢复土地的生产力。"斯大林也讲："供给技术作物以肥料，是提高技术作物收成的有效办法之一。"毛泽东曾经指出："天上的空气，地上的森林，地下的宝藏，都是建设社会主义所需要的重要因素。""为了要增加农作物的产量，就必须：（1）坚持自愿、互利原则；……（4）增加生产资料（土地、肥料、水利、牲畜、农具等）。""必须注意水土保持工作，决不可以因为开荒造成下游地区水灾"。"种牧草、肥田草和供人们观赏的各种美丽的千差万别的花和草。"

（四）习近平新时代中国特色社会主义思想的科学指导

习近平总书记多次做出指示批示强调，我国是人口众多的大国，解决好吃饭问题始终是治国理政的头等大事。粮食问题不能只从经济上看，必须从政治上看，保障国家粮食安全是实现经济发展、社会稳定、国家安全的重要基础。我们的饭碗必须牢牢端在自己手里，粮食安全的主动权必须牢牢掌控在自己手中。粮食生产根本在耕地，命脉在水利，出路在科技，动力在政策，这些关键点要一个一个抓落实、抓到位。2016年12月21日，习近平总书记主持召开中央财经领导小组第十四次会议时指出，空气、水、土壤、蓝天等自然资源用之不觉、失之难续。2018年5月18日，习近平总书记在全国生态环境保护大会上强调，要全面落实土壤污染防治行动计划，突出重点区域、行业和污染物，强化土壤污染管控和修复，有效防范风险，让老百姓吃得放心、住得安心。2020年1月3日，习近平总书记主持召开中央财经委员会第六次会议强调，要实施水污染综合治理、大气污染综合治理、土壤污染治理等工程，加大黄河流域污染治理。2020年3月10日，习近平总书记赴湖北省武汉市考察新冠肺炎疫情防控工作时强调，要加强环境保护工作，全力推进医疗废弃物收集处理，切实防范水体、大气、土壤污染风险。4月27日，习近平总书记主持召开中央全面深化改革委员会第十三次会议时强调，对经济社会发展中的短板弱项和风险挑战，要有前瞻性谋划，聚焦公共卫生、生物、粮食、能源、金融、网络、防灾备灾、社会治理等重点领域，坚持统筹发展和安全，坚持预防预备和应急处突相结合，抓住时机，主动作为。对我们这样一个有着 14 亿人口的大国来说，农业基础地位任何时候都不能忽视和削弱，手中有粮、心中不慌在任何时候都是真理。

三、加大土壤肥力修复投资力度的对策

土壤肥力与食物安全和人体健康息息相关，加大土壤肥力修复力度，就是要通过治理改善土壤肥力质量，以确保粮食安全和人民健康。应该肯定，未来我国土壤肥力修复的市场空间巨大，前景十分光明。但是，对土壤肥力修复不仅仅是一般意义上的土壤污染治理，而是一个土壤肥力有效配置的系统工程，要考虑土壤的物理性能和有机化学方面的技术可行性，还要兼顾土地所有者和使用者利益攸关方的利益取向，还要使修复后的土壤养分达到平衡适度，既不能吃得"太饱"，也不能出现"偏食"，这就需要统筹谋划土壤肥力修复工作，加快推动"藏粮于地、藏粮于技"战略落地生根，还要创新实施"藏粮于肥"战略。因此有必要把土壤肥力修复列入新基建投资，拓宽投资渠道，创新投资模式，建立投入稳定增长机制，探索形成财政优先保障、行业协会助力、社会积极参与、农户主动作为的多元投入格局，确保如土壤肥力不受破坏甚至在修复中稳步提升，为保障粮食安全和全方位全周期保障人民健康打下良好的基础，这样一旦国际形势突变或发生重大自然灾荒时就不会被动。

（一）建议将土壤肥力修复纳入"十四五"重大工程

做好土壤肥力修复是关系中华民族永续发展的根本大计，是一项打基础、管长远、影响全局的系统工程，所需投入大、过程很复杂、修复周期长，短期内不易出成效，很难引起基层政府的高度重视，必须在国家层面做出统一安排部署，有必要将土壤肥力修复工程写入"十四五"基础设施建设规划之中，并组织力量编制"十四五"土壤肥力修复专项规划，提出

今后五年土壤肥力修复的重点任务和工程项目的实施要求。可以参照农业农村部发布的《2019年全国耕地质量等级情况公报》和环境保护部组织的第二次全国土壤污染状况调查，将受污染严重、基础肥力差、短时间内较难得到根本改善的土地，全部纳入"十四五"土壤肥力修复工程，由国家统一组织实施，综合运用物理修复、化学修复、生物修复的技术方法使土壤肥力得到改善和提升，建立项目库和分年度实施的路线图与时间表，提早谋划实施并落地一批土壤肥力修复项目，推动有效扩大农业投资。鼓励各地可根据实际，确立本地"十四五"的土壤肥力修复工程项目，分年度制定实施计划和目标要求。同时将土壤肥力修复纳入"十四五"期间国家组织开展的年度大督查及专项督查中，对开展土壤肥力修复成效明显、创造典型经验做法的地方予以表彰，对土壤肥力修复工作不力的地方通报批评。

（二）集中投入更好发挥政府资金"四两拨千斤"作用

目前政府每年提供土壤肥力修复的资金本来不多，还分散在多个部门，建议借鉴探索建立涉农资金统筹整合长效机制的成功做法，清理整合财政、发改、农业农村、生态环境、自然资源、水利、科技、工信和应急管理等部门相同性质资金，归并设置土壤肥力修复资金专项，成立一个资金池，按照"十四五"土壤肥力修复专项规划统一资金的调配拨付和绩效管理，形成强大的"撬杠"合力，更好发挥导向作用，并提升资金使用效益。各级政府都应加大对土壤肥力修复工作的支持力度，在整合归并资金的基础上应设立土壤肥力修复专项资金，同时鼓励各地采取先修后补、以奖代补等方式，加强土壤肥力的调查与监测评估、监督管理、治理与修复等工作。无论中央还是地方政府资金，都应当优先投向全国性和地区性的粮食生产基地，比如在南方原有高产商品粮基地、淮河平原商品粮基地、东北商品粮基地和西北干旱区商品粮基地等集中资金投入，推进大规模连片修复，确保今后我国粮食高品质生产和供应安全。积极探索政府购买服务的有效方式，支持新型农业经营主体开展耕地肥力建设和科学施肥服务。

（三）高度重视行业协会技术指导和资金融资的独特作用

土壤肥力修复工作是兼具基础性、综合性和技术性的社会工程，仅仅依靠政府的力量是不行的，还要组织鼓励行业协会集团作战。我国土壤肥力修复涉及的行业协会比较多，每一个行业协会的背后不仅集中了国内一流的高校和科研院所，而且还有成千上万家有实力的市场主体，因此能够运作组成技术、人才与资本有机结合的产学研结合平台，形成多样化土壤肥力修复"军团"。应鼓励行业协会在土壤肥力修复方面靠前行动，做好联系政府、企业、市场和农民之间的桥梁纽带，不仅在制定土壤修复规划、组织关键技术攻关和完善标准体系等方面发挥专业指导作用，还要在融通土壤修复资金和畅通项目实施落地方面提高服务能力。允许行业协会在政策范围内，联合政府和会员单位设立相应的土壤修复基金，并通过市场化运作推动我国土壤修复产业加快发展。建议国家对行业协会设立的土壤修复基金给予免税待遇，允许以土壤修复基金为母基金进行融资，投资土壤修复项目享受税收优惠和信贷政策支持。

（四）鼓励民间资本和企业资金参与土壤肥力修复项目

各地可以结合实际，设立重点土壤肥力修复试验区，推动土壤肥力整片修复模式，将区内财政支持经费和公共事业收费等现金流打包，构建稳定的收入渠道和合理的收益分配机制，吸引各类资本进入。鼓励创新土壤肥力修复的投融资机制，允许将有一定收益的土壤肥力修复项目纳入各级政府PPP项目库，并带动更多社会资本和企业资金参与土壤肥力修复工作，逐步形成土壤肥力修复的社会化服务体系。鼓励各地方充分利用地方政府专项债券资金，安排符合条件的土壤肥力修复投资项目。加大金融支持土壤肥力修复的力度，农发行、农业银行、邮储银行等有关金融机构，加大金融产品和服务创新力度，有针对性地开发土壤肥力修复的信贷产品和服务体系，更好满足多样化的投融资需求。积极鼓励证券、保险、担保、基金、期货、租赁、信托等金融资源向土壤肥力修复倾斜服务，通过奖励、补贴和减免税等政策工具支持金融服务扩大有效供给。

（五）激励引导农户构建土壤肥力修复投资的长效机制

土地是农民的命根子，土壤肥力修复直接关系广大农民群众的切身利益。目前农户对土壤肥力修复的认知不足，必须加强宣传与推广，提升农户认知水平，并做好针对农户土壤肥力修复项目的知识和能力培训，增强参与土壤肥力修复的意愿，充分调动发挥农民参与土壤肥力修复的主动性积极性。建议各级政府在充分尊重群众意愿的基础上，通过税费减免、物化补助等激励措施，引导农户积极主动增加土壤肥力修复的投入。对采取土壤肥力修复的农户制定针对性的补贴政策，补贴标准与土壤肥力修复的农作物产量、种植面积以及辐射带动作用挂钩。鼓励农户减量使用化肥，大幅增施有机肥料，对因减量使用化肥而增加的成本进行相应的资金补贴，消除农户对土壤肥力修复的后顾之忧，提高其土壤肥力修复的积极性。

（2020 年 5 月 15 日）

多措并举加大土壤肥力修复投资力度

综述篇

海外关于疫情影响我国经济的观点综述

2020 年 2 月 3 日，习近平总书记主持中共中央政治局常务委员会会议时强调，疫情防控形势不断变化，各项工作也不断面临新情况新问题，要密切跟踪、及时分析、迅速行动，坚定有力、毫不懈怠做好各项工作。2 月23 日，他在统筹推进新冠肺炎疫情防控和经济社会发展工作部署会议上的讲话强调，新冠肺炎疫情不可避免会对经济社会造成较大冲击。越是在这个时候，越要用全面、辩证、长远的眼光看待我国发展，越要增强信心、坚定信心。

对疫情冲击下的中国经济究竟应当怎么看，从 2019 年 12 月到 2020 年2 月 20 日，不少国际组织、研究机构和跨国公司负责人与知名学者积极评价中国抗击新型冠状病毒肺炎疫情的努力，发表对新冠肺炎疫情影响我国经济的看法，并从各自视角提出了政策建议。笔者对这些观点做了梳理，现将主要观点综述如下：

一、疫情对中国经济的影响短暂而有限

绝大多数观点认为，疫情不可避免对中国经济造成冲击，但从时间持续看是暂时的，从严重程度看也是有限的，压不垮迈向高质量发展的中国经济，打不乱中国经济长跑的节奏和风采，挡不住中国经济持续稳健前行的步伐，对中国经济长期发展前景保持乐观。

（一）疫情对中国经济影响是暂时的

美国耶鲁大学高级研究员斯蒂芬·罗奇认为，中国在全球供应链中扮演关键的角色，疫情对经济影响是暂时的。美国消费者新闻与商业频道网站报道，疫情可能对社会情绪的影响较大，但不会对经济或市场造成持久性负面冲击。英国绝对优势公司经理科林·雷恩斯福斯说，疫情会影响中国经济增长，但只是暂时的。瑞银集团财富管理全球首席投资官马克·黑费尔表示，疫情对经济增长和企业盈利的影响很可能是短暂的，疫情结束后需求将显著反弹。乌兹别克斯坦国立大学教授阿布卡斯莫夫认为，疫情对中国经济的影响是暂时的，并表示对中国经济和市场充满信心。

（二）疫情对中国经济的影响是有限的

欧亚经济委员会的评估称，疫情将在第一季度达到顶峰，对中国经济乃至全球经济的负面影响将相对有限。欧佩克和非欧佩克产油伙伴国联席会议秘书长巴尔金多认为，疫情给中国经济带来的影响是有限的，并对中国经济发展中长期前景表示乐观。亚洲开发银行前首席经济学家指出，疫情对中国经济的负面影响有限，对中国全年经济增长的影响很小。美国嘉吉公司负责人认为，中国市场的生产能力稳定，疫情对投资的影响相对有限。

（三）疫情阻挡不住中国经济长期向好

国际货币基金组织发言人格里·赖斯称，从中长期来看，我们仍然相信中国经济具有韧性。法国著名学者高大伟认为，中国有足够的资源和能力应对这场突如其来的危机，这场疫情不会中断中国的复兴之路，不会改变中国复兴伟大进程。德国学者米歇尔·博喜文指出，中国经济在结构上已具备足够韧性，能够像"机体健康的人偶患微恙"那样很快痊愈。菲律宾财政部长多明格斯认为，尽管受到疫情影响，但中国经济基础牢固，发展充满活力，并对中国经济的发展前景充满信心。伊朗中国商会会长哈利利称，中国应对疫情的强有力措施，给世界提供了一个传染病防治新模式，疫情对中国经济的影响不是外界说的那么大，疫情结束后中国经济可以很快恢复到疫情之前的水平。荷兰国际亚洲研究所理查德·格里菲斯说，如今中国经济结构更加优化，抗风险能力更强，表现出很强韧性，拥有巨大市场和消费群体，疫情得到控制后将以更快速度成长，消费需求将大幅反弹并释放出更大发展潜力。马来西亚的经济专家称，中国经济有望在疫情后迅速稳定反弹，中长期增长态势依然向好。

也有一些观点认为，疫情对中国经济的影响存在不确定性，有待进一步观察评估。路透社称，相较"非典"而言，疫情对中国经济的影响显而易见，但程度到底会有多大则仁者见仁、智者见智。2月11日，美联储主席鲍威尔在美国国会众议院听证会上称，美联储将会密切关注疫情对全球经济的潜在影响，但现在作出判断为之过早。波音公司副总裁穆尼尔12日在新加坡航展上则发出了严厉警告，认为疫情"毫无疑问"将打击航空业和整个经济。

二、预计中国经济将在二季度出现反弹

多位国际经济界人士普遍认为，中国经济体量巨大、基础厚实，有强健的自我调整修复能力，疫情不会也不可能改变中国经济长期向好的基本面，加上中国"集中力量办大事"的制度优势和奋斗精神，疫情消退后需求回暖，整体经济将很快恢复往日繁荣。

（一）一季度受冲击较大

标普信评最新发布的一份研究报告称，新冠疫情对宏观经济的短期影响将主要体现在一季度。摩根士丹利公司分析指出，新冠肺炎疫情对一季度经济造成的影响可能在0.5~1.5个百分点之间。彭博经济学家称，疫情将拖累中国经济增速，可能会使一季度的GDP同比增速下降至4.5%。俄罗斯高等经济学院马斯洛夫教授指出，由于传统上1月份假日较多，中国国内生产总值环比通常下降0.2%~0.3%，此次受疫情影响则可能会下降更多一点。

俄罗斯科学院专家奥斯特罗夫斯基认为，中国经济相当有活力，今年 GDP 可能仍将保持与去年差不多的增长，第一季度会有所下降，但这只是季节性的。美盛环球资产公司知名分析师认为，疫情将对中国经济增长特别是年内第一季度造成影响。路透社 14 日发表对全球 40 位经济学家的意见调查显示，疫情可能导致一季度的中国经济增长率降至 2008 年国际金融危机以来的最低值，但之后将很快恢复。

（二）二季度将强力反弹

国际货币基金组织总裁格奥尔基耶娃表示，尽管存在很多不确定性，但随着工厂重新开工、库存得到补充，中国经济最有可能出现的情况是 V 形增长，即经济活动出现下滑后迅速回升，疫情对中国经济的总体影响相对可控。景顺投资总监认为，中国经济活动及相关行业在一季度受到影响，随后可能迎来 V 形复苏。隆巴德咨询公司研究报告分析认为，中国必须让经济快速强劲复苏，挽回因疫情而造成的损失，继一季度增速急剧下滑后，二季度会初现 V 形复苏。美国耶鲁大学高级研究员斯蒂芬·罗奇认为，疫情结束后中国经济会强势反弹，预计下半年出现恢复性反弹，这样的预期是现实的。安道尔银行首席经济学家亚历克斯·菲斯泰认为，随着疫情感染速度逐渐放慢以及中国企业逐渐复产，中国的经济活动有望在 1 个月内恢复。

（三）全年增长表现可期

国际货币基金组织近日表示，当前新冠疫情有可能会为中国一季度 GDP 带来较为明显的影响，但对中国 2020 全年的经济发展不会造成太明显的冲击。对其他经济体的相关溢出效应也是短期的。美国彼得森国际经济研究所专家称，疫情对全年增长的影响相当有限，不应夸大其对今年全年中国经济增长的影响。美国有线电视新闻网称，虽然疫情对第一季度的经济冲击会比较大，但这将被今年其他季度的增长趋势所抵消。英国皇家国际事务研究所主席吉姆·奥尼尔说，2020 年中国经济发展不会是负的，在下半年度甚至在第二季度就会大幅度弥补损失。美国白宫经济顾问委员会前主席杰森·福尔曼教授认为，疫情可能使今年中国经济的增速降低 0.3% 或 0.4%，完全可以将增速下滑控制在 0.5% 以下。美国哥伦比亚大学终身讲席教授魏尚进估算，疫情对今年 GDP 增长的影响可能很小，大约降低 0.1 个百分点。彭博三位经济学家撰文称，疫情可能会使一季度 GDP 同比增速低于 6%，是 1992 年以来同期最低，但全年增速将保持在 5.7%。

三、疫情不会改变外商投资中国的信心

很多外资机构负责人表示，疫情对中国吸引外资的影响非常小，中国市场的消费能力和消费需求依然很强劲，随着《外商投资法》的实施和营商环境的改善，外企在中国的发展机遇和制度环境越来越好。尤其中国兑现持续扩大开放的承诺，出台了一系列降低关税等促进公平竞争的硬举措，到中国投资创业仍是优先选项。

（一）在华外资企业大都复工复产

新冠肺炎疫情发生后，一些外资企业暂时关闭在中国的分店或工厂，曾引发一些担忧。但现在大都有序恢复正常生产经营，电动汽车制造商特斯拉在上海的超级工厂已正式复工，全球化工巨头科思创复工后生产有序，美国公司霍尼韦尔旗下工厂已复工。不仅如此，包括罗氏公司、美敦力、辉瑞、强生、达能等在内的世界 500 强企业在抗"疫"一线通过全球网络与资源调配，驰援中国抗击疫情。不少日本企业已全面恢复到春节假期之前的开工水平。福特等数家（美国）汽车制造商已重开在华工厂。作为全球食品及农业领域的领导企业，美国嘉吉公司在中国已有 20 多家工厂陆续恢复生产，该公司负责人称疫情对投资的影响相对有限，丝毫没有影响在中国投资发展的决心和信心。路透社报道，人力资源外包公司——上海外服 2 月 17 日发布的一项调研指出，有超过 80% 的中国内地企业已经复工。

（二）一些外资企业计划拓展业务

美国高盛集团计划未来 5 年将在中国的员工人数增加 1 倍，摩根大通计划在中国最高摩天大楼中的办公空间扩大三分之一，位于苏黎世的瑞银集团目标是在未来 3 到 4 年将投资银行员工人数增加 1 倍。英国绝对优势公司负责人称，疫情不会影响未来继续在中国开拓业务，中国人对购买高品质商品需求巨大，英国的巧克力、冰淇淋、红酒等高端品牌很受中国消费者青睐。美国寇菲护肤品公司已预定了第三届中国国际进口博览会展位，计划把事业重心进一步向中国倾斜，在中国设立新技术研发基地、开展相关产品联合研发和生产合作。

（三）外商看好疫情后的中国市场

美中贸易全国委员会发言人道格·巴里表示，尽管出现新冠肺炎疫情，美国商界仍看好中国，美国企业希望在中国发展、也需要在中国发展。瑞典医科达公司有关负责人说，新冠肺炎疫情影响是阶段性的，未来生产生活恢复正常后，民众消费力将得到释放，企业也会加速生产和销售，疫情的负面影响将降到最低。博世中国总裁认为，中国拥有强大的制造能力和消费市场，博世看好中国市场蕴含的机会，将坚定不移地扎根中国市场，没有任何削减对中国投资力度的计划。沃尔玛中国首席公司事务官称，中国是沃尔玛最重要的战略市场之一，将继续看好中国的未来发展。阿斯利康制药有限公司负责人说，疫情不会改变中国经济长期向好的基本面，我们看好中国强大的经济潜能，将继续在行动上支持中国经济发展并与之共同成长。比利时安特卫普港副总裁阿诺特表示，疫情在短时间内对中国经济有所影响，但从中长期来看影响不大，疫情过后中国经济将很快反弹，被暂时抑制的消费市场会迸发出更强劲的活力。

（四）不少外商开始创新商业模式

福特大中华区负责人说，这次疫情可能倒逼企业创新，对企业结构性调整以及模式的改变有推动作用，中国庞大的市场刚性需求还在，福特对未来发展信心满满。法国美妆巨头欧莱雅集团董事长指出，疫情短期震荡后，中国消费会有大幅反弹，公司将优化在线购物体验。美国高通公司相关负责人称，不会改变在中国长期发展的既定方针，将加强与中国企业的合作，尤其是推动一些经济新业态领域的合作。法资企业达能纽迪希亚供应链副总裁称，在与疫情战斗的过程中，我们发现低线城市存在着母婴店库存不足、物流供应比较薄弱等问题。我们还通过品牌微信小程序，为有困难的消费者提供送货上门服务，未来计划加大在中国特别是在低线城市的投入。

四、疫情在冲击传统行业的同时催生了新动能

一些国外机构和知名学者指出，封城封路封疫区、停产停工停返校等硬措施对生产、投资、消费和进出口势必产生影响，直接冲击旅游、航空、餐饮、娱乐、酒店、旅游、影视和商贸等服务业，也对工业制造是有影响的。但对这次疫情要辩证地看，是"危"也是"机"，在冲击传统行业的同时，也催生出新产品新技术新产业新模式，创造了新发展动能。

（一）传统产业受冲击明显

瑞银研究报告称，交通、零售、酒店、餐饮和娱乐等行业受影响较大，工业能源、交通运输业稍微和缓，金融业受疫情冲击相对较小，房地产行业也受到较大冲击。西班牙《经济学家报》分析，新冠肺炎疫情在中国农历新年期间暴发对中国娱乐业、旅游业、交通运输业和保险业等造成了沉重打击。丹纳赫集团贝克曼库尔特公司市场总监说，疫情短期内将给零售市场带来冲击，尤其是餐饮业、娱乐业与服务业。经济合作与发展组织高级专家马吉特·莫娜尔分析，新冠肺炎疫情对旅游、餐饮、交通运输以及共享经济等服务型行业带来的冲击最为明显。悉尼科技大学经济学家詹姆斯·劳伦斯森认为，疫情短期在一定程度上影响消费和服务业。

（二）技术与产业融合加深

美国布兰迪斯大学教授盖瑞·杰弗逊指出，在某种意义上，这次疫

情危机为经济改革提供了一定的机会。英国伦敦城市大学荣休教授克里斯·罗利说，考虑到 GDP 增速、贸易摩擦等因素，中国需要发展价值和质量更高、更具创新性的行业，包括支持鼓励电商行业发展、推进金融服务。技术与金融的结合具有很大发展潜力，金融科技可以成为中国与全球其他主要金融中心建立更紧密关系的跳板。美国得克萨斯理工大学纳兹穆斯·萨基卜博士说，疫情造成的波动可能触发新机遇，中国国内的电子商务、远程办公等领域将迅速发展。美国 CNBC 网站文章指出，通过无接触快递、网购杂货以及其他方式，足不出户的中国人正尝试获得食物并保持安全，更多的中国人正足不出户以待疫情结束，为相关快递和电商企业提供了商机。瑞银研究报告称，线上服务，包括线上教育、线上娱乐（游戏）、流媒体等方面的需求可能会有所增加。美盛环球资产公司分析师称，电动车需求增长、5G 升级所产生的周期性和结构型动力，将有望提振电子行业。富达国际投资公司称，疫情导致科技行业短期需求受挫，但数据市场蓬勃发展和相关需求增长趋势不可逆转，云数据产业链上的企业都将受益，故十分看好中国 5G 科技建设和应用产业链上的相关公司。丹纳赫集团贝克曼库尔特公司市场总监认为，疫情后中国需要高端诊疗设备，制造企业通过高精尖的技术升级带动整个产业升级，具有丰富研发能力、创新能力的企业将会受益。

（三）新消费孕育新增长点

乌兹别克斯坦国立大学哈桑·阿布卡斯莫夫教授认为，中国巨大的消费市场、经济转型的潜力、有效的政策支持等，都是支撑经济持续增长的关键因素。经济合作与发展组织中国经济政策研究室专家马吉特·莫娜尔认为，疫情在对一些行业形成压力的同时，也为中国经济社会的数字化发展提供了机遇。疫情发生以来，从远程办公到无人商店，从无人机扫码到使命必达的物流战场，一边是新技术拉动的巨大投资与需求，一边是不断升级的强大消费市场，都在预示着新一轮生机与变革。危机之中正孕育着新的商业机会和管理模式，在疫情得到控制后，中国将会浴火重生，积压的消费和增长潜力将快速释放，中国的经济社会发展将在更加健康和可持续的轨道上阔步前行。戴尔科技集团全球执行副总裁指出，中国正处于经济发展尤其是数字经济发展的黄金期，我们依旧对中国经济发展充满信心。预计数字消费在此次疫情中的特殊角色和作用更加凸显，成为恢复消费增长的重要力量，消费者线上消费习惯进一步巩固，未来数字经济领域消费供给能力将进一步增强。

（四）健康医疗产业潜力大

花旗银行相关负责人指出，因疫情原因导致健康护理板块的市场投资者兴趣激增，随着消费者健康意识的加强，健康医疗板块市场或潜力不小，预计今年中国健康护理板块有望增长 9%。瑞银财富总监认为，新冠肺炎疫情影响之下全球投资者情绪较为谨慎，但网络商务、电信、必需消费品和公用事业板块的盈利较为稳健，医疗保健行业营收可能会得到提振，市场对医用诊疗设备的需求短期内大幅增长。美盛环球资产公司亚洲主管称，随着药物、诊断监测设备和医院服务的需求增加，将继续利好医疗健康行业。

五、中国有充足政策空间应对疫情不利影响

许多专家、研究机构和企业人士一致认为，中国经济有发达的免疫系统和修复能力，有保持经济韧性的政策空间，有足够政策工具把疫情的消极影响控制到最低，相信疫情结束后经济回暖将在很大程度上弥补损失，并稳健前行。

（一）高度赞赏中国应对举措

国际货币基金组织总裁格奥尔基耶娃表示支持中国为抗击疫情所作出的努力，包括采取措施加强卫生健康系统，以及最近的财政、货币和金融举措，国际货币基金组织支持中国政府在财政、货币和金融等领域采取

的措施。经济合作与发展组织中国经济政策研究室专家马吉特·莫娜尔认为，疫情发生后中国政府采取了一系列紧急措施，通过更积极的财政和货币政策支持企业，方向明确、针对性强，特别是对民营和中小企业的帮扶作用将更为明显。日本国际贸易投资研究所首席经济学家江原规由称，中国政府采取了一系列果断措施，出台多项新举措，能够把疫情影响控制在最小范围和最短时期。美盛旗下西方资产管理负责人说，当前中国已采取充足的支持措施，包括财政政策、定向宽松措施和降低存款准备金率等，以纾缓今年上半年实体经济活动遭受的冲击。法国达能集团全球高级副总裁说，中国各级政府已出台一系列经济政策不仅能够缓解疫情对经济造成的影响，向市场参与者释放了积极信号，有助于增强市场信心，有利于中国经济活力复苏和长远发展。

（二）中国政策工具弹药充足

世界银行支持中国政府为疫情防控以及保证经济韧性采取的措施，认为中国政府有足够政策空间应对疫情，并已经采取相应措施增加市场流动性，这将减少疫情对经济的不利影响。巴基斯坦学者亚瑟尔·马苏德认为，中国仍然有货币和财政扩张的空间，银行部门的准备金率相对较高，与世界上其他国家相比，公共部门债务占国内生产总值的比例仍然可控，中国政府可以在必要时通过利用这一政策空间减少疫情带来的最终影响。英国伦敦政治经济学院全球事务研究所主任埃里克·伯格罗夫称，中国政府稳定经济的举措很有影响力，而且中国政府还有很多金融工具和政策可以采用。英国金融人士多梅尼克说，中国央行为货币市场注入流动性非常必要，不仅稳定了货币市场，也稳定了市场情绪。美国耶鲁大学杰克逊全球事务研究所高级研究员斯蒂芬·罗奇认为，中国有充足的财政和货币政策弹药来应对经济下行风险。

（三）建言当前不宜搞短期刺激

美国白宫经济顾问委员会前主席杰森·福尔曼说，中国经济增长出现下降趋势，是一个经济体发展面临的正常现象，不能用短期刺激手段应对长期问题，不可用财政刺激促进投资应对增长率的结构性放缓，应通过减少消费方面的税费，弥补年初减少的消费，重新平衡消费和投资，使经济增长在正确道路上回升。野村证券首席经济学家认为，当前政策应聚焦短期纾困，没必要过度恐慌，更应避免过度刺激，货币政策要确保市场上有足够流动性并避免信贷泛滥，财政政策应加力应对这一意外黑天鹅事件带来的额外压力。经济合作与发展组织中国经济政策研究室专家马吉特·莫娜尔建议，应在有效刺激经济的同时注重对政府和企业债务水平的把控，并加强对金融领域风险的监管。

（四）重视精准施策对症下药

野村证券首席经济学家建言，当前出台政策应将重点放在纾困上，注重维持经济基本稳定，防止大规模的中小企业破产违约，不能简单地扩大财政和信贷刺激。美国彼得森国际经济研究所高级研究员同样建议，为受到疫情冲击的中小企业提供进一步支持。诺贝尔经济学奖得主迈克尔·斯宾塞认为，在经济政策方面最好不要反应过度，社会保障制度应发挥作用，在经济和财政上伸出援手，这既有利于民众，也有利于整个经济。英国《金融时报》副总编辑马丁沃尔夫认为，应进一步完善国内各地区的生产供应链结构，推出一定的经济刺激政策，以及相应的货币政策和财政政策，使经济重回进一步增长轨道。路透社2月17日报道称，在帮助企业渡过疫情危机政策方面，中国更需要普惠的减免税等一揽子救助扶困政策。

（五）呼吁取消对华旅游贸易限制

病毒无国界，新冠肺炎疫情是全球公敌，世界卫生组织总干事谭德塞多次呼吁，所有国家不要对国际旅行和贸易采取不必要的干预措施。经济合作与发展组织中国经济政策研究室专家马吉特·莫娜尔称，赞同世界卫生组织关于不赞成对华采取旅游和贸易禁令的做法，并指出中国在全球产业链中的地位越来越重要，在汽车、电子产品等很多行业中甚至处于中心位置，对华贸易禁令会对全球产业链造成严重影响，使本已疲软的全球经济下行压力加大。英国绝对优势公司经理科林·雷恩斯福斯称，中国果断采取措施缓解疫情的冲击，有利于中国经济，也有利于世界经济，这个时候全世界应联合起来，不宜隔离中国，否则不利于全球贸易发展。

（2020 年 2 月 20 日）

海外关于疫情影响全球经济的分析建议

2017 年 2 月 28 日，习近平总书记主持召开中央财经领导小组第十五次会议并发表重要讲话强调，做好经济工作是我们党治国理政的重大任务，要坚持宏观和微观、国内和国外、战略和战术紧密结合，坚持问题导向，及时研究重大战略问题，及早部署关系全局、事关长远的问题，对经济社会发展进行指导，把谋划大事和制定具体政策紧密结合起来，加强责任分工，一锤一锤钉钉子，直到产生实际效果。2020 年 2 月 21 日，习近平总书记主持中共中央政治局会议，研究部署统筹做好疫情防控和经济社会发展工作时强调，要深化对外开放和国际合作。要加强同经贸伙伴的沟通协调，优先保障在全球供应链中有重要影响的龙头企业和关键环节恢复生产供应，维护全球供应链稳定。要支持出口重点企业尽快复工复产，发挥好出口信用保险作用。要从构建人类命运共同体高度，积极开展疫情防控国际合作。

新冠肺炎疫情引起了国际社会的广泛关注，从 2019 年 12 月到 2020 年 2 月 25 日，国际组织、研究机构和知名媒体负责人以及多国政要频频出声，发表对新冠肺炎疫情影响全球经济的看法，并提出了意见建议。笔者对此做了些梳理，现综述如下：

一、对疫情影响全球经济的主要看法

国际社会一致认为，新冠肺炎疫情不可避免地给全球经济带来不利影响，但这种影响究竟有多大，可谓仁者见仁、智者见智。归纳起来，主要有以下四类：

第一，微不足道论。俄罗斯央行行长纳比乌林娜表示，疫情既影响着每一个国家的经济，也影响着世界经济，目前对俄罗斯经济的影响可以忽略不计。白宫国家经济委员会主任库德洛表示，疫情对全球商业供应链产生的影响很小。德国经济部长阿尔特迈尔认为，无须因为疫情"过分担心"经济发展，疫情的后果可控。沙特阿拉伯能源部长阿卜杜勒阿齐兹认为，这场危机对全球消费需求产生的影响非常有限。

第二，相对有限论。G20财长和央行行长会议的公报指出，世界经济面临的主要风险包括地缘政治和贸易紧张局势、政策的不确定性，以及最近暴发的新冠肺炎疫情等，疫情影响排名靠后。欧盟委员会评估指出，这次疫情发生在全球制造业持续低迷时期，短期内对全球经济的影响相对有限。高盛预计，新冠病毒肺炎疫情对全球经济和企业利润影响有限。希腊经济学家安东尼·扎里斯说，疫情对欧元区经济影响不会太大。英国《金融时报》的马丁·沃尔夫称，疫情确实会产生影响，但不太可能成为一个对经济有重大影响的事件。全球最大对冲基金桥水公司创始人认为，疫情将会产生暂时性影响，但不会产生很大的长期影响。哈佛大学教授杰森·福尔曼说，疫情对全球经济和中美第二阶段经贸谈判不会有太大影响。

第三，严重冲击论。国际货币基金组织曾发出警告，疫情可能会断送预期中的2020年全球经济"高度脆弱"的复苏。世界经济论坛的研究报告称，新冠肺炎的影响正在冲击全球企业，各地区和企业的经济损失也在不断增加。美国《新闻周刊》指出，新冠肺炎疫情正在威胁全球化的未来。波兰华沙大学高级研究员里德万·乌尔科斯塔说，疫情将影响世界每一个人，即使中国以外的国家成功拦截新冠病毒，全球经济也免不了和中国一起"咳嗽"。非盟委员会主席法基认为，如抓不住中国付出巨大牺牲创造的窗口期，严防疫情传播，那么世界经济将受到重大影响。世界最大资产管理公司贝莱德的报告强调，这次疫情可能比以往更具破坏性，因为它可能更加严重，也因为当前对全球供应链的更大依赖。美国著名财经专栏作家雷克斯·纳廷撰文称，如果新冠病毒蔓延的形势得不到控制，那么一场严重的全球经济衰退几乎必将降临。

第四，暂不确定论。美联储主席鲍威尔称，美联储正在密切关注疫情对中国经济造成的影响以及对其他经济体带来溢出效应，但现在判断为时尚早。欧盟经济专员真蒂洛尼指出，现在准确评估危险还为时尚早。德国财政部长奥拉夫·舒尔茨表示，现在就评估公共卫生事件对全球经济的影响还为时过早。德国经济研究所所长弗拉茨舍认为，目前还难以准确评估疫情的经济影响。澳大利亚联储货币政策纪要坦言，疫情是不确定性的新来源，对经济前景构成实质性风险，但现在判断其总体影响还为时过早。美国总统特朗普称新冠肺炎疫情可能影响美国 GDP，但程度无法确定。

二、关于疫情影响全球经济的重点领域

不少国际人士称，新冠肺炎疫情是全球经济遭遇的"黑天鹅"，直接冲击了世界工厂和世界市场，使全球供应链等各领域都受到不同程度冲击，有的行业还受到需求和供应两端的双重打击。

全球供应链短期不稳定。美国有线电视新闻网的文章称，扰乱中国经济的致命新冠病毒给全球带来连锁反应，最显著影响是供应链放缓。德国财政部长奥拉夫·舒尔茨说，许多亚洲工厂关闭破坏全球供应链，使得工业必不可少的零部件交付变得复杂，德国和欧洲的制造商遇到了麻烦。越南工业和贸易部宣布，越南制造业正遭受新冠肺炎疫情引起的供应链问题，尤其是汽车、电子和手机制造商在获取物资和材料设备上遇到了麻烦。

世界旅游市场受冲击较大。迄今有 140 个国家和地区执行旅行限制措施，很多预订行程落空，全球旅游市场受到了重创。世界旅游组织发表声明称，旅游业已经受到这次疫情的影响。欧洲旅游委员会执行董事表示，

疫情是一场全人类的危机，全球旅游业正经历短暂震荡。美联社的一篇报道说，中国游客不出门，外国景点空荡荡。法国财长勒梅尔称，疫情对法国旅游业造成冲击，游客比预期少了 30% 到 40%。

国际航运遭遇部分停摆。国际航空运输协会预计，疫情导致市场需求急剧下滑，预计全球航空业将损失约 293 亿美元的收入。国际民航组织初步估计，一季度往返中国的旅客总数将减少 39% 至 41%，意味着全球航空公司可能减少约 50 亿美元收入。再加上多国加强对海运、航运的运输管制和防控，整个世界海运体系将遭受威胁。哥本哈根海运信息公司负责人表示，目前的海运损失每周高达 30 万个集装箱。美国农产品运输委员会称，欧美港口都将面临集装箱短缺的危机。菲律宾《马尼拉公报》报道，受新冠病毒肺炎疫情影响，波罗的海干散货指数反映出煤炭、大米和小麦等商品的每日价格跌至 2016 年初以来的最低点。

全球商品贸易增长乏力。世界贸易组织发布的《全球商品贸易晴雨表》显示，全球贸易趋势实时测量读数、集装箱航运指数和农业原材料指数同步下滑，预计一季度全球贸易增长同比将再次下降，未来几个月全球商品贸易可能维持疲软。苹果公司称，近期财务前景阴云密布，无法完成二季度收益预期。法国媒体称，法国成衣、德国汽车和意大利农产品的市场主要在中国，中国"打喷嚏"，欧元区会"感冒"，德国就"生病"了。

全球金融市场大幅震荡。随着疫情在全球蔓延，投资者担忧情绪剧增，继 2 月 24 日"黑色星期一"之后，25 日再现抛售潮。欧洲股市跌幅大增，德国 DAX 指数、英国富时 100 指数、法国 CAC40 指数收盘跌幅均近 2%。美元指数也一改强势格局，盘中失守 99 整数关口，创下 2 月 13 日以来最低。标准普尔 500 指收盘下跌 97.70 点、跌幅为 3.03%，纳斯达克指数收盘下跌 255.70 点、跌幅为 2.77%；道琼斯指数收盘下跌 879.40 点、跌幅为 3.15%。同时，美国 10 年期国债收益率跌至历史新低的 1.3171%，且收益率曲线严重倒挂，很明显地发出了经济衰退的信号。日本首相安倍晋三称，在预期全球经济温和复苏之际，全球股市出现对新冠病毒的担忧。瑞银指出，由于欧元区经济增长疲弱，加上新冠肺炎疫情的影响，谨慎看待欧元区股票，并偏好新兴市场股票。

三、对今年全球经济增长形势的预判

国际社会普遍认为，疫情与各种政治经济等多重风险因素交织叠加，有可能产生多米诺骨牌效应，使得全球经济面临更大的疲弱走势，短期内增速明显放缓，预计上半年将延续下行趋势，二季度有望筑底反弹，下半年出现复苏升温预期。

大多分析较为乐观。国际货币基金组织的报告认为，疫情对全球经济的影响仍然是相对小而短暂的，全球经济增长似乎正触底回升，但复苏预计较为脆弱，前景风险仍偏向下，将1月发布的《世界经济展望》预测为3.3%的水平下调0.1个百分点至3.2%。高盛的最新研究指出，随着遏制病毒传播措施的影响从中国溢出到世界其他地区，最新暴发的冠状病毒疫情将会拖累今年全球经济增长，据测算今年全球GDP增长将减少0.1个至0.2个百分点，预计的世界经济增速约为3.25%，略高于去年的3.1%。

部分预测持审慎态度。英国巴克莱银行克里斯蒂安·凯勒指出，今年全球经济增长率的参考阈值在2.5%以下。欧盟执委会表示，欧元区今年经济增长率将保持在1.2%，突发公共卫生事件现在成为增长预测的主要威胁因素。标准普尔公司预计，新冠病毒肺炎疫情将导致今年亚洲经济增速从5%降至4.3%。摩根大通经济学家约瑟夫·卢普顿称，如果疫情在第二季度达到顶峰并开始消退，预计全球经济增长一季度下降约0.3个百分点后出现反弹。欧洲央行首席经济学家也表示，疫情会对经济增长产生短期影响，随后经济会出现反弹。

也不乏个别悲观论调。牛津经济研究院的报告分析，疫情导致今年国际经济增速下降1.3%，将是2008年国际金融危机以来的最低增速，增长损

失高达 1.1 万亿美元，相当于全球第 16 大经济体印度尼西亚的全年产出全部消失。瑞银表示，今年第一季度的全球经济增长将从之前预计的 3.2% 下滑到只有 0.7%。欧洲央行行长克里斯汀·拉加德表示，新冠疫情的出现给欧元区经济带来了新的不确定性。意大利财政部长古尔捷里表示，现在评估新冠肺炎疫情对经济的影响还为时过早。德国知名研究中心调查发现，德国 2 月经济景气预期指数降至 8.7，远低于 1 月的 26.7，指数大幅下降的主因是疫情对世界贸易的负面影响。美联储前主席耶伦称，可以想象新冠肺炎可能令美国经济陷入衰退；新冠肺炎可能对欧洲产生"重大影响"。

各国增长冰火两重天。美国白宫经济顾问称，疫情对美国经济冲击有限，只令首季增速减慢 0.2%。高盛发布的报告将美国一季度 GDP 增长预期从 1.4% 下调至 1.2%，远低于去年四季度的 2.1% 和 2019 年全年的 2.3%。德国《商报》报道，尽管疫情给全球经济带来风险，但德国将实现 1.1% 的经济增长预期。法国总统马克龙预计，疫情将对法国经济增长造成 0.1% 的负面影响。新西兰 ASB 银行估算，疫情将使新西兰经济一季度萎缩 0.1%。澳新银行预计，受疫情影响，澳大利亚经济明显下行，一、二季度 GDP 增速同为 0.3%。新加坡总理李显龙称，疫情对新加坡经济产生重大影响，将 GDP 增长预测下调至 −0.5% 到 1.5%。意大利智库将意大利 2020 年 GDP 增速预期下调至 −0.3%。韩国央行认为，新冠肺炎疫情的负面影响可能集中在第一季度爆发，影响消费和出口，预计 2020 年韩国的经济增速为 2.1%，此前预计为 2.3%。

四、关于抵御全球经济风险的对策建议

新冠肺炎疫情引起了国际社会的普遍警觉，国外各界人士一致认为，有必要采取针对性措施，夯实全球增长根基，抵御全球经济下行压力和风险。

一是加强各国政策协同应对下行风险。病毒没有国界，需要全球通力

合作、协同作战，携手提振消费和经济。联合国、世界银行等国际组织不断呼吁国际社会团结起来，共同应对疫情冲击的全球经济下行风险。国际货币基金组织总裁格奥尔基耶娃强调，在疫情长时间持续且波及更大范围的情况下，全球首要任务是合作对抗疫情并遏制其对经济的影响。G20财政部长和中央银行行长会议呼吁加强合作，共同抵御风险，并一致同意继续监控新冠肺炎疫情带来的风险，采取适当政策以限制其对全球经济的影响。印度尼西亚财政部长说，各成员国财金官员应商讨相关政策工具，以及时抵御对相关产业的负面影响。

二是开拓提升财政政策的支持空间。渣打银行认为，在低利率环境下很多经济体仍有财政支出扩大空间，缓冲疫情带来的负面冲击。美国国会预算办公室称，有应对新冠肺炎疫情的财政空间，特朗普政府已向国会递交一份25亿美元的补充融资计划，以加速疫苗研发，并用于支援准备与应对措施，采购急需设备和用品等方面。欧洲央行呼吁各国加大财政投入，欧元区财长已讨论了实施刺激经济增长的财政方案，总体上采取支持性财政政策立场。德国财政部长舒尔茨表示，德国将增加财政支出。日本财政大臣誓言将扩大财政支出安排，并呼吁其他国家安排更为积极的财政政策。印度近期公布了刺激消费和投资的财政政策，表示将降低所得税和部分企业税，并承诺在基础设施、农村发展、教育和医疗方面增加投资。新加坡政府发布的财政预算案提出，拟推出一系列措施包括对受影响的雇员和本地企业提供工资支持，以及对家庭提供生活费用援助。韩国朝野一致同意追加政府预算应对疫情，拟发布"应对新冠肺炎一揽子综合景气计划"，包括通过利用现有预算及预备预算，调整基金运营计划等，最大限度地从现有预算中抽调资金用于疫情应对。意大利财长称，意大利可能请求欧盟允许一定的预算灵活性。根据日本共同社报道，日本将增加25亿日元用于抗击新冠病毒。马来西亚政府推出200亿林吉特（约合48亿美元）的刺激措施对抗新冠病毒，疫情暴发导致旅客数量下降，刺激措施致力于应对疫情冲击，刺激增长和投资。

三是货币政策应维持适度宽松的基调。多数国家货币政策重启量化宽松，以向银行提供廉价信贷来提供经济刺激。美联储认为，将利率保持在当前水平足以支持美国经济温和增长、劳动力市场强劲和通胀稳定，在宽松的货币政策和金融环境的支持下，美国经济将继续以温和速度增长。欧洲央行官员称，鉴于通胀水平距离欧洲央行略低于2%的目标还很远，货币政策将在较长一段时间内保持高度宽松。日本央行行长表示，日本将"做好充分准备"，"必要时毫不犹豫"地进一步放松货币政策，应对冠状病毒对日本经济的影响。日本央行委员片冈刚士说，决策者必须采取措施缓和公众对新冠肺炎的担忧，若要进一步放松政策，央行有多种选项。韩国央行将特别贷款项目扩大至5万亿韩元，以改善流动性。英国央行行长说，英国央行和财政部都在密切关注卫生事件的影响，必要时将采取行动。澳大利亚央行表示，随时准备在适当时候放宽货币政策以支持经济的可持续增长。新西兰央行承诺，会在必要时采取降息措施，确保该国就业和通胀率在目标范围内。为应对疫情冲击，一些新兴市场国家再次加速降息。《日本经济新闻》报道，泰国、印度尼西亚和巴西等12个国家已经下调利率，泰国长期利率首次跌破1%。巴西央行还将存款准备金比率由31%下调至25%，向市场释放1350亿雷亚尔资金，用来刺激经济增长。菲律宾央行行长指出，对2020年降息幅度超过计划的50个基点持开放态度；若经济恶化甚于预期，将考虑额外下调存款准备金率或政策利率。

四是用精准扶持手段为中小企业纾困。诺贝尔经济学奖获得者罗伯特·席勒指出，政府全力纾困经济和企业的动作非常重要，有助于提振各界对经济的信心。越南国家旅游咨询委员会的代表认为，疫情结束后游客量将激增，建议政府为企业提供减免税，减免延期和签证费以吸引游客。韩联社的报道称，疫情对实体经济产生负面影响的可能性正在加大，韩国正在为因新型冠状病毒疫情而受损的个体户和中小企业制定紧急救助方案。尼日利亚财政法案规定，对年营业额在 2500 万奈拉（相当于 48.5 万元人民币）及以下的小微企业免征增值税。约旦政府对雇用本地工人的企业实行税收优惠，对雇用约旦人、约旦女工和残疾人并实现当地增值 30% 的企业给予奖励。

五是呼吁拆除全球贸易投资的新藩篱。近期全球有 140 个国家和地区采取了限制人员往来和商品贸易的海陆空举措。比如，印度自 2 月 2 日起暂停对中国护照持有人及居住在中国的其他国籍人员签发电子签证，大幅提高进口关税，进一步修订关税法有关反倾销及相关规定。这样的做法对全球和地区经济造成的损害更大。香港《南华早报》的文章称，保护主义"病毒"比新冠病毒更可怕。国际货币基金组织的预测表明，限制贸易条款给全球经济造成近 1000 亿美元的损失。世界旅游及旅行理事会总裁呼吁，不要取消航班、不要关闭机场，反应过度会让旅游业蒙受不必要的损失。联合国、经济合作与发展组织、世界银行等国际组织认为，各国应摒弃以邻为壑的做法，不应再制造那些本可避免的不确定性，搭建有利于贸易投资要素全球流动的平台机制，把疫情对全球经济的不利影响降到最低。

（2020 年 2 月 25 日）

海外关于疫情影响全球经济的分析建议

参考文献

[1] 习近平 . 习近平谈治国理政（第一卷）[M]. 北京：外文出版社，2014.

[2] 习近平 . 习近平谈治国理政（第二卷）[M]. 北京：外文出版社，2017.

[3] 习近平 . 决胜全面建成小康社会夺取新时代中国特色社会主义伟大胜利 [M]. 北京：人民出版社，2017.

[4] 党的十九大报告辅导读本编写组 . 党的十九大报告辅导读本 [M]. 北京：人民出版社，2017.

[5] 本书编写组 .《中共中央关于坚持和完善中国特色社会主义制度、推进国家治理体系和治理能力现代化若干重大问题的决定》辅导读本 [M]. 北京：人民出版社，2019.

[6] 中共中央宣传部 . 习近平新时代中国特色社会主义思想学习纲要 [M]. 北京：学习出版社，2019.

[7] 中共中央宣传部理论局 . 新中国发展面对面 [M]. 北京：学习出版社，2019.

[8]《辉煌 70 年》编写组，辉煌 70 年——新中国经济社会发展成就（1949—2019）[M]. 北京：中国统计出版社，2019.

[9] 国家统计局 . 中国统计年鉴 2019[M]. 北京：中国统计出版社，2019.

[10] 中华人民共和国国务院新闻办公室 . 抗击新冠肺炎疫情的中国行动 [M]. 北京：人民出版社，2020.

[11] 中国人口发展研究中心 . 中国健康扶贫研究报告 [M]. 北京：人民出版社，2018.

[12] 国家统计局国际统计信息中心 . 世界经济运行报告 2019/2020[M]. 北京：中国统计出版社，2020.

[13] 王磊，张宏，王华 . 全球生物安全发展报告（2017—2018 年度）[M]. 北京：科学出版社，2019.

[14] 王帆，凌胜利 . 人类命运共同体 [M]. 长沙：湖南人民出版社，2017.

[15] 罗臻 . 甘肃中医药产业创新发展战略与路径研究 [M]. 北京：清华大学出版社，2019.

[16] 毛嘉陵 . 中国中医药文化与产业发展报告（2017—2018）[M]. 北京：社会科学文献出版社，2019.

[17] 国际清洁能源论坛 . 国际氢能产业发展报告（2017）[M]. 北京：世界知识出版社，2017.

[18] 曹文藻 . 贵州耕地土壤肥力分析与调控 [M]. 贵阳：贵州大学出版社，2017.

[19] 车宗贤，俄胜哲，袁金华 . 甘肃省耕地土壤肥力演变 [M]. 北京：中国农业出版社，2016.

[20] 徐明岗，张文菊，黄少敏 . 中国土壤肥力演变（第二版）[M]. 北京：中国农业科学技术出版社，2015.

[21] 冯双磊，胡菊，宋宗朋，梁志峰 . 新能源资源评估与中长期电量预测 [M]. 北京：中国电力出版社，2020.

[22] 邓彤 . 新能源与第四次产业革命 [M]. 北京：中国经济出版社，2020.

[23] [日] 村泽义久 . 终极新能源时代 [M]. 李霖，译，北京：北京时代华文书局，2020.

[24] 李巍 . 在世界经济裂变中负重前行 [M]. 北京：中国社会科学出版社，2020.

参考文献

[25] 褚霞．贸易救济性质研究 [M].北京：法律出版社，2015.

[26] 迪帕克·纳亚尔．追赶：世界经济中的发展中国家 [M].南京：南京大学出版社，2020.

[27] 赫尔曼·E. 戴利．稳态经济新论 [M].北京：中国人民大学出版社，2020.

[28] 黄达，张杰．金融学（第五版）[M].北京：中国人民大学出版社，2020.

[29] [美]迪米特里斯·N. 肖．主权债务危机：经济新常态与新型贫困 [M].北京：经济管理出版社，2018.

[30] 刘迎秋．利率、债务率、汇率与经济增长 [M].北京：中国社会科学出版社，2010.

[31] 国家统计局．中华人民共和国 2019 年国民经济和社会发展统计公报 [M].北京：中国统计出版社，2020.

[32] 李清．旅游产业链演化机理及效应研究 [J].旅游纵览（下半月），2002（2）.

[33] 周长峰，刘燕．欧洲债务危机演进、原因及其对中国的启示 [J].科教文汇（上旬刊），2019（4）.

[34] 金荣学，徐文芸．中国地方政府债务支出效率研究——基于 CRITIC 赋权和产出滞后效应分析 [J].华中师范大学学报（人文社会科学版），2002（1）.

[35] 丁剑平，吴洋，鞠卓．货币危机、银行业危机和主权债务危机的传染及叠加效应研究 [J].国际金融研究，2019（12）.

[36] 张馨心，杨逢柱，刘宁，等．中医药国际健康旅游发展的法律问题探讨 [J].世界中医药，2002（1）.

[37] 国家卫生健康委扶贫办．健康扶贫工作进展和取得的成效 [J].人口与健康，2020（1）.

[38] 付玉联，谢来位. 健康中国战略背景下的健康扶贫政策研究 [J]. 卫生经济研究，2019（9）.

[39] 孙汉康. 国外 REITs 发展的经验及对我国 REITs 转型的启示 [J]. 经济问题，2019（10）.

[40] 刘雪娇. 各国的 REITs 对于中国发展 REITs 的启示 [J]. 经济师，2020（1）.

[41] 卢新海，达吾然·沙合提汗，韩璟. 海外耕地投资法律规制及其对中国的启示 [J]. 世界农业，2016（4）.

[42] 胡莹洁，孔祥斌，张玉臻. 中国耕地土壤肥力提升战略研究 [J]. 中国工程科学，2018（5）.

[43] 李少英. 土壤肥力的修复任重而道远 [J]. 农家致富顾问，2019（18）.

[44] 陈晓君. 土地肥力递减规律与马克思土地肥力观的比较 [J]. 吉林省经济管理干部学院学报，2008（4）.

[45] 张易航. 中企遭遇反倾销的现状及对策研究 [J]. 对外经贸，2018（4）.

[46] 胡静. 企业面对反倾销的应对策略研究 [J]. 石油化工技术与经济，2018（4）.

[47] 肖崎，王迪. 外汇占款下降对我国货币供给机制的影响研究 [J]. 世界经济研究，2016（8）.

[48] 汤轩. 试论外汇占款对我国货币供给的影响 [J]. 湖北经济学院学报（人文社会科学版），2016（3）.

[49] [美] 理查德·韦格. 金融危机史和中国的未来 [J]. 国际经济评论，2020（2）.

[50] 高新月，鲍晓华. 反倾销如何影响出口产品质量？ [J]. 财经研究，2020（2）.

[51] 俞正樑. 欧洲的困境及其对华关系 [J]. 世界经济与政治论坛，2016（11）.

参考文献

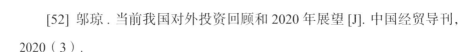
[52] 邬琼.当前我国对外投资回顾和 2020 年展望 [J]. 中国经贸导刊，2020（3）.

[53] 梁芬.中外个人所得税税率结构比较与借鉴 [J]. 税务研究，2003（3）.

[54] 戚燕.基于公平视角下关于个税改革的思考 [J]. 法学研究，2003（3）.

[55] 孙茜.小微企业税费负担及优惠政策的效应分析 [J]. 中国商论，2020（6）.

[56] 杨枝煌，杨南龙.我国氢能源汽车业发展的主要方向 [J]. 开放导报，2020（2）.

[57] 景春梅，闫旭.我国氢能产业发展态势及建议 [J]. 全球化，2019（3）.

[58] 高慧，杨艳，赵旭，饶利波，刘雨虹.国内外氢能产业发展现状与思考 [J]. 国际石油经济，2019（4）.

[59] 马立强.发达国家新能源汽车发展现状对我国的启示 [J]. 汽车维修与保养，2019（12）.

[60] 张京萍，刘晶晶，李楠楠.个人所得税改革国际发展趋势研究 [J]. 国际税收，2018（11）.

[61] 王坤.国外新能源汽车财税政策研究及启示 [J]. 现代管理科学，2015（10）.

[62] 王佳.我国新能源汽车产业发展长效机制研究 [J]. 中国集体经济 2019（10）.

[63] 陈琦.疫情来袭，汽车产业战鼓鸣，政策之风何处去？ [J]. 汽车与配件，2020（4）.

[64] 王学军.基于加氢站建设的氢能源产业链分析 [J]. 中国氯碱，2019（7）.

[65] 张欢欢，曲双石，钟财富.全球氢能产业：现状及未来 [J]. 中国投

资，2019（15）.

[66] 四川省县域经济学会课题组.新冠肺炎疫情对农业的影响及对策建议 [J].当代县域经济，2020（3）.

[67] 谢世飞.多层次金融市场与股市暴涨暴跌防范 [J].经济研究导刊，2019（31）.

[68] 梅冠群.近期美国股市剧烈震荡的成因、趋势及影响 [J].中国发展观察，2018（5）.

[69] 魏志梅.企业研究开发费用加计扣除税收政策研究 [J].国际税收，2014（5）.

[70] 赵永辉，杜景灿.推动中国氢能利用跨越式发展大有可为 [N].中国经济时报，2019-08-13（A4）.

[71] 周子勋.外汇占款负增长释放四大信号 [N].证券时报，2014-07-24（A3）.

[72] 程丹.公募 REITs 启航正当时　不动产资产定价更趋完善 [N].证券时报，2020-05-06（A1）.

[73] 乐琰.疫情之下的旅游产业如何转危为机 [N].第一财经日报，2020-02-25（A9）.

[74] 张国庆.疫情将改变消费电子发展方向 [N].中国工业报，2020-02-17（A8）.

[75] 郑安琪.疫情当前数字经济消费的机遇与挑战 [N].人民邮电，2020-02-13（A4）.

[76] 赵月琴.疫情防控促进同城配送消费模式发展 [N].开封日报，2020-02-13（A6）.

[77] 谭浩俊.有效释放个税新政的消费拉动效应 [N].证券时报，2020-12-19（A3）.

[78] 张立群.在疫情防控中准确把握经济社会发展大局 [N].湖南日报，

参考文献

2020-03-01（A6）.

[79] 蒋梦惟，杨卉. 疫情导致消费"转场"智慧养老加速变阵 [N]. 中国老年报，2020-02-13（A3）.

[80] 张伯顺. 稳汽车消费就是稳社会民生之本 [N]. 中国工业报，2020-01-31（A2）.

[81] 黄雪莹，梁儒谦. 新冠肺炎疫情对旅游业的影响及应对策略 [N]. 中国旅游报，2020-02-28（A3）.

[82] 成海军. 新冠肺炎疫情下健全养老服务业发展的政策建议 [N]. 中国社会报，2020-03-02（A4）.

[83] 欧阳洁. 为个体工商户纾困解难 [N]. 人民日报，2020-03-02（A18）.

[84] 谢晓刚. 维护市场价格秩序是抗击疫情的应有之义 [N]. 中国消费者报，2020-02-10（A1）.

[85] 李宏. 疫情当前不得截留调用防控物资、乱涨价和囤积物品 [N]. 现代物流报，2020-02-05（A1）.

[86] 陈鹏. 战"疫"坚决打击哄抬物价 [N]. 郴州日报，2020-02-01（A2）.

后　记

　　今年以来，面对百年不遇的新冠肺炎疫情冲击，在以习近平同志为核心的党中央坚强领导下，全国人民同舟共济、守望相助，统筹疫情防控和经济社会发展工作取得重大成果。在这次让14亿中国人民刻骨铭心的艰辛历程中，我作为一名博士后研究人员，始终坚持学习习近平总书记关于疫情防控和经济社会发展工作的重要讲话和指示批示精神，认真领会贯彻党中央、国务院的各项决策部署，及时跟踪分析社会关切、疫情走势和经济形势，并就疫情防控和经济社会发展作了些粗浅的调查研究，从2月12日至6月24日共完成29篇调研文章。本书收入其中的25篇，分为总体篇、财税篇、金融篇、内需篇和综述篇五个专题，每个专题的内容按时间顺序编排。这些文章是我在党中央召开统筹推进新冠肺炎疫情防控和经济社会发展工作重要会议部署后，根据当时会议的精神和要求选择的题目。例如，《加大普惠性扶持帮助个体工商户纾困》一文，是根据2月23日中央统筹推进新冠肺炎疫情防控和经济社会发展工作部署会议、2月26日和3月4日两次中共中央政治局常委会会议的精神确定的题目。所有文章使用的素材均来自对基层一线的调研和当时公开发表的最新资料。又如，撰写《用更有力减免税对冲疫情的不利影响》时，我利用自己在省以下税务系统工作19年的经历，在东、中、西部地区分别选了基层税务、小微企业主和个体工商户的5位代表，通过微信和电话方式，在短时间内取得了很多第一手素材，有的文稿中原汁原味地使用了这些鲜活的素材。我在学习领会习近平总书记于2月3日、2月5日、2月10日、2月23日和3月10日多次关心民生商品价格的重要讲话和指示精神之后，用一周时间观察调研了北京新发地批发市场、某大型超市和某住宅小区内便民服务店的民生商品价格变动情况，于 3 月 16 日撰写了《把稳民生商品价格放到更加重要位置》。所选文章既对全年疫情防控和经济社会发展形势作了初步判断，也从不同方面对做好疫情防控和经济社会发展工作提出了一些建议。2 月 20 日完成的《海外关于疫情影响我国经济的观点综述》一文提出，疫情压不垮迈向高质量发展的中国经济，打不乱中国经济长跑的节奏和风采，挡不住中国经济持续稳健前行的步伐，预计第一季度受冲击较大、第二季度将强力反弹、全年增长表现可期。《健全监测帮扶机制防止因病致贫返贫》一文建议，应树立"健康就是生产力也是竞争力"的理念，及早谋划"十四五"期间实施健康扶贫提质升级工程。《全方位织密扎牢国家生物安全防控网》一文提出，建立常态化的国家生物安全联防联控机制，将生物安全产业列入"十四五"国家战略性新兴产业发展规划，构建"人人皆生物安全卫士"的人民防线，加强国家生物安全人民防线建设。在《多措并举加大土壤肥力修复投资力度》一文中提出，将土壤肥力修复工程纳入"十四五"期间基础设施规划，加大投资力度，以提高土壤有机质含量、保障粮食安全和促进全民健康。需要说明的是，我在文章撰写过程中参阅引用了当时已经公开发表的大量文献资料，因篇幅所限未能一一列出，在此深表谢意。

由于能力水平有限，书中难免有疏漏和不妥之处，恳请读者批评指正。衷心感谢所有为完成调研提供第一手素材的同志们，感谢中国金融出版社郭建伟总编辑和张铁主任、孙柏主任的精心指导，感谢国家信息中心有关领导的支持和帮助。

马衍伟

2020 年 8 月 1 日